経絡リンパマッサージ
デトックス
Detox
Diet
ダイエット

渡辺佳子
Watanabe keiko

高橋書店

Prologue
心と体のデトックスで美しく

「食事を減らしているのに、全然やせないの」——多くの女性たちから、こんな声を聞くことがよくあります。みなさん、「どうして、やせないのかわからない」と悩んでいるのですが、食事制限をしても太ってしまうのは、体内の"滞り"が原因です。つまり、老廃物などの毒素がたまっているのです。

毒素がたまったままの体では、食事を減らしてもやせません。さらに、体調も悪くなったり、肌など、見た目の美しさも損なわれたりしてしまいます。

本書で紹介する『経絡リンパマッサージ』には体内の毒素を追い出すデトックス（浄化）力があります。マッサージによって体内が浄化され、リンパや気血などの流れがよくなることで、やせやすい体質に変わるのです。

私たちの治療院には、不調を治したいために訪れる方がほとんどですが、この経絡リンパマッサージを行うと健康になるのはもちろん、自然にやせていく人がたくさんいます。

また、マッサージは自分で簡単に行えるうえ、気持ちよくリラックスでき、ストレスでこり固まった「心」もほぐれていきます。

本書は、プロのテクニックをセルフケアとして解説しています。「体がきれいになって、自然にやせられた！」という喜びを、ぜひ実感してください。

渡辺佳子

CONTENTS

Prologue
008 付録DVD　構成と使い方

01 カウンセリング

012 経絡リンパマッサージでやせられるのはなぜ？
018 あなたのことを教えて
020 結果をチェックしてみましょう
022 あなたにおすすめのダイエットプラン

024 基本の手技
026 マッサージを始める前に

1週間の記録をつけていきましょう。終わったら✔をつけて、1か月、3か月と続けましょう

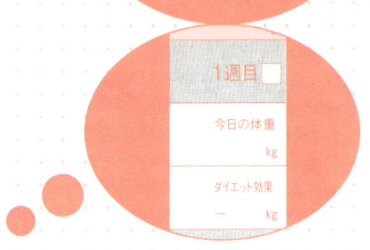

1週目
今日の体重　　kg
ダイエット効果　―　kg

02　1週間デトックス ダイエット

028 1週間続いたら、次は1か月、めざせ3か月！
　　体内の排泄力を高めて、1週間1kgを目標に

030 デトックスマッサージⅠ　　1日目（内臓の活性化）
032 デトックスマッサージⅡ　　2日目（むくみ解消）
034 デトックスマッサージⅢ　　3日目（下半身のこり）
036 デトックスマッサージⅣ　　4日目（上半身のこり）
038 デトックスマッサージⅤ　　5日目（女性の悩み解消）
040 デトックスマッサージⅥ　　6日目（冷えの浄化）
042 デトックスマッサージⅦ　　7日目（ストレスの浄化）
044 デトックスマッサージ全身編　DVD

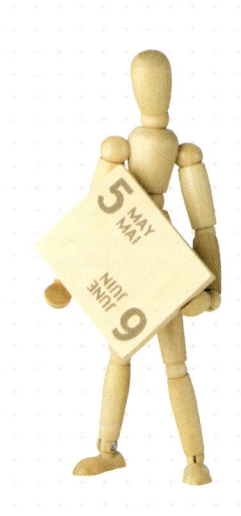

••03 症状別デトックス ダイエット

- 050 体調が悪いときはやせにくい?
  不調の原因の「毒素」を追い出すことが先決

- 052 首こり
- 053 肩こり
- 054 頭痛
- 055 目の疲れ
- 056 むくみ
- 057 だるさ
- 058 腰痛・ひざ痛
- 059 冷え性
- 060 便秘
- 061 生理痛・生理不順

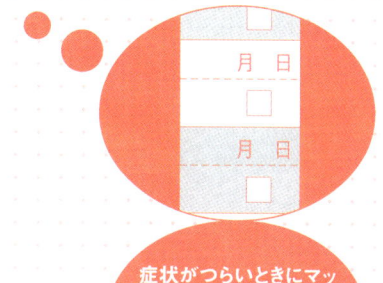

症状がつらいときにマッサージしてチェック。記録を残して、そのサイクルをみてみましょう

••04 メンタル デトックス ダイエット

- 066 幸せのエネルギーで満たされると
  自然に、やせ始めます

- 068 悩み①怒りっぽく、イライラする
- 070 悩み②不安感がある
- 072 悩み③眠れない
- 074 悩み④思い悩んでしまう
- 076 悩み⑤悲しくなる
- 078 悩み⑥驚いたり、恐がる

気分が落ち込んでいるときはマッサージとツボ押し。チェックをして記録を残しましょう

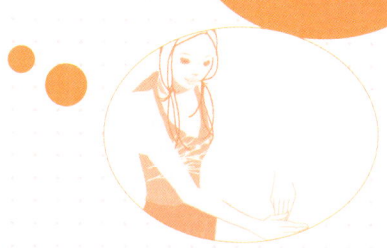

●●05 部分別デトックス ダイエット［上半身編］

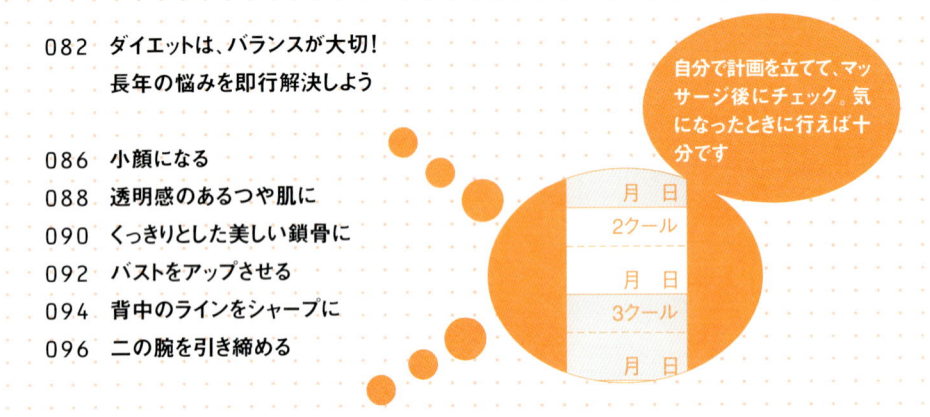

082　ダイエットは、バランスが大切！
　　　長年の悩みを即行解決しよう

086　小顔になる
088　透明感のあるつや肌に
090　くっきりとした美しい鎖骨に
092　バストをアップさせる
094　背中のラインをシャープに
096　二の腕を引き締める

自分で計画を立てて、マッサージ後にチェック。気になったときに行えば十分です

●●06 部分別デトックス ダイエット［下半身編］

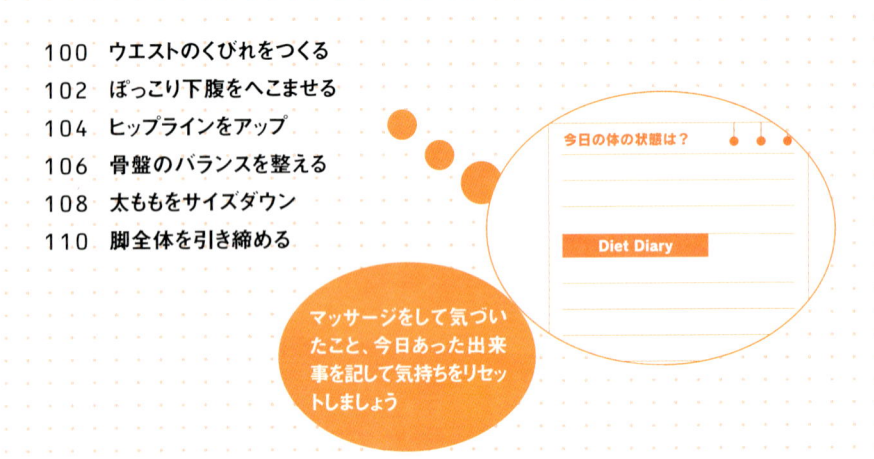

100　ウエストのくびれをつくる
102　ぽっこり下腹をへこませる
104　ヒップラインをアップ
106　骨盤のバランスを整える
108　太ももをサイズダウン
110　脚全体を引き締める

マッサージをして気づいたこと、今日あった出来事を記して気持ちをリセットしましょう

..07 デトックス ダイエットの記録

- 114 デトックスダイアリー
- 122 あなたの目標
- 123 ウエイトグラフ

あなただけのダイエットの記録を作ってください

- 124 デトックスダイエット Q&A

  Epilogue

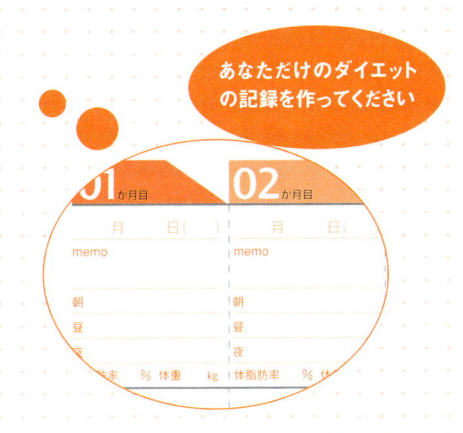

●● コラム
- 048 **M.Nさん (32歳) の場合**　体重ダウンをめざして 最初は1週間からスタート
- 080 **R.Hさん (36歳) の場合**　体の不調が多いので まず症状別マッサージから
- 098 **H.Mさん (28歳) の場合**　メンタルデトックスで はじめにイライラを解消
- 112 **K.Tさん (23歳) の場合**　体重より見た目重視で ウエストからマッサージ

- 062 salon　心と体を毎日リセットしていくことが、デトックスなのです

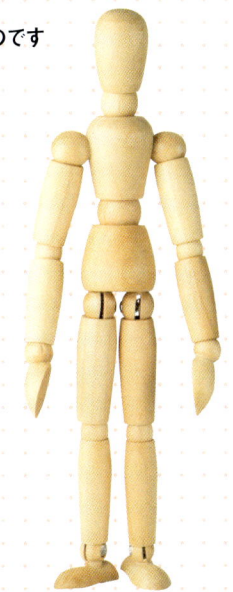

C O N T E N T S

2 デトックスマッサージ全身編

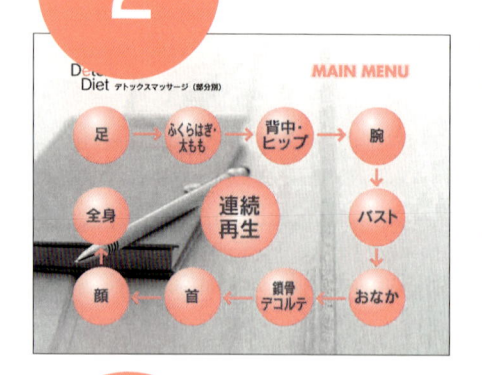

「デトックスマッサージ全身編(連続再生)」は、DVDを見ながら、毎日10分間のマッサージを行う内容になっています。足から頭まで全身、10工程で成り立っているので、各部位ごとにご覧になりたい場合は、「デトックスマッサージ全身編(部分別)」を選択してください。サブメニュー画面が表示されます(左図)。

3 マッサージ映像

「デトックスマッサージ全身編(部分別)」では、各部位ごとに、矢印(右図)とナレーションでマッサージの解説を収録しています。マッサージする部位だけを見たいときに、選択すると便利です。

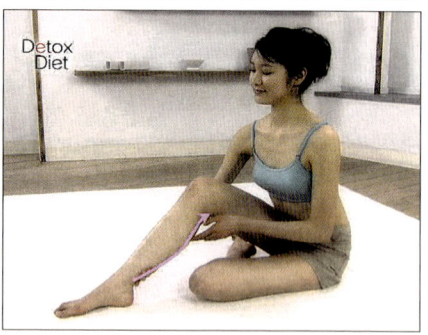

剤やスプレーなどの使用は、ひび割れの原因となることがあります。

●直射日光の当たる場所や、高温、多湿の場所には保管しないでください。

＜健康上のご注意＞
●部屋を明るくし、画面より離れてご覧ください。
●長時間続けてのご視聴を避け、適度に休憩をとってください。
●小さなお子様のご視聴は、保護者の方の目の届くところでお願いします。

＜保管上のご注意＞
●使用後は必ずプレーヤーから取り出し、専用ケースなどに収めて保管してください。

＜お断り＞
このディスクは、家庭内での私的鑑賞に限って販売するものです。本DVDビデオおよびパッケージは著作権上の保護を受けており、権利者に無断で複製・改変・転売・放送・インターネットによる配信・上映・レンタル(有償・無償を問わず)することは、法律により禁じられています。

| 本編:29分 | COLOR | 複製不可 | ALL | 4:3 | DVD VIDEO |
| 片面1層 | MPEG2 | レンタル不可 | | | |

008

付録DVD 構成と使い方

付録のDVDには、2章「1週間デトックス ダイエット」のデトックスマッサージ全身編(44ページ)が収録されています。本書でダイエットに成功したあと、体型をキープするためにご利用ください。

1 メインメニュー画面

DVDプレーヤーにディスクを正しくセットし再生させると、自動的にメインメニューが表示されます(右図)。「基本の手技」、「デトックスマッサージ全身編(連続再生)」、「デトックスマッサージ全身編(部分別)」の3つで構成されているので、各項目のご覧になりたいものを選択します。

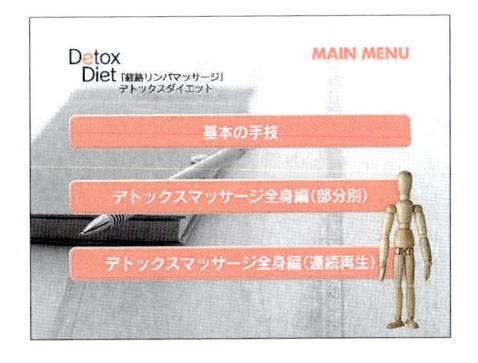

DVDをご使用になる前に

＜使用上のご注意＞
●ご使用になる際は、ＤＶＤビデオ対応プレーヤーで再生してください。ＤＶＤドライブ付きのパソコンやゲーム機、ＤＶＤビデオデッキなどの一部の機種で再生できない場合がありますのでご了承ください。詳しくは、ご使用になるプレーヤーおよびモニター(テレビやパソコンなど)の取り扱い説明書をご参照ください。

＜取り扱い上のご注意＞
●ディスクは両面とも、指紋、汚れ、傷などをつけないように取り扱ってください。ディスクに大きな負担がかかると、データの読み取りに支障をきたす場合もありますのでご注意ください。
●ディスクが汚れた場合は、メガネ拭きのような柔らかい布を軽く水で湿らせ、内側から外側に向かって放射線状に軽く拭き取ってください。レコード用クリーナーや溶剤などは使用しないでください。
●ディスクは両面とも、鉛筆、ボールペン、油性ペンなどで文字や絵を書いたり、シールなどを貼付しないようにしてください。
●ひび割れや変形、または接着剤で補修されたディスクは危険ですから、使用しないでください。また、静電気防止

Detox Diet
カウンセリング
Counseling

まず、経絡リンパマッサージが
どういうものであるかを説明していきましょう。
次に、あなたの体のことを教えてください。
体の声に耳を澄まして、体質を把握し、
自分に合ったプログラムを
みつけましょう

経絡リンパマッサージでやせられるのはなぜ？

デトックス効果で、体の中からきれいになってダイエット！

「気」「血」の流れをよくして排毒します

ダイエットをスムーズに行うためには、まず体内にたまっている毒素を排泄し、浄化することが必要です。「経絡リンパマッサージ」は、東西両医学の考え方をもとに、全身をめぐる経絡とリンパの流れをスムーズにし、心身のデトックス（体内浄化）効果を高めます。それによって、やせやすい体になることができるのです。

ここでは、まず、東洋医学の考え方による「経絡」から説明していきましょう。経絡とは、生命エネルギーである「気」「血」の通り道のことで、主に、「正経十二脈」に「任脈」「督脈」を加えた14

経絡があり、それぞれが臓腑（内臓）と体表を結び、全身に分布しています。この経絡上に点々と存在するのが「経穴（ツボ）」で、気や血の流れが悪くなると、ツボを押したときに硬い、痛いといった反応が現れます。

経絡の流れの悪い状態では、それにつながる臓腑の働きも悪くなり、体内の毒素がスムーズに排泄されなくなります。それが太る原因のひとつです。マッサージを行うと、経絡やツボが刺激され、滞っている気や血がスムーズに流れるようになります。それによって体内の不要物や毒素が排泄され、自然にやせやすい体質に変わっていきます。

012

経絡・経穴図

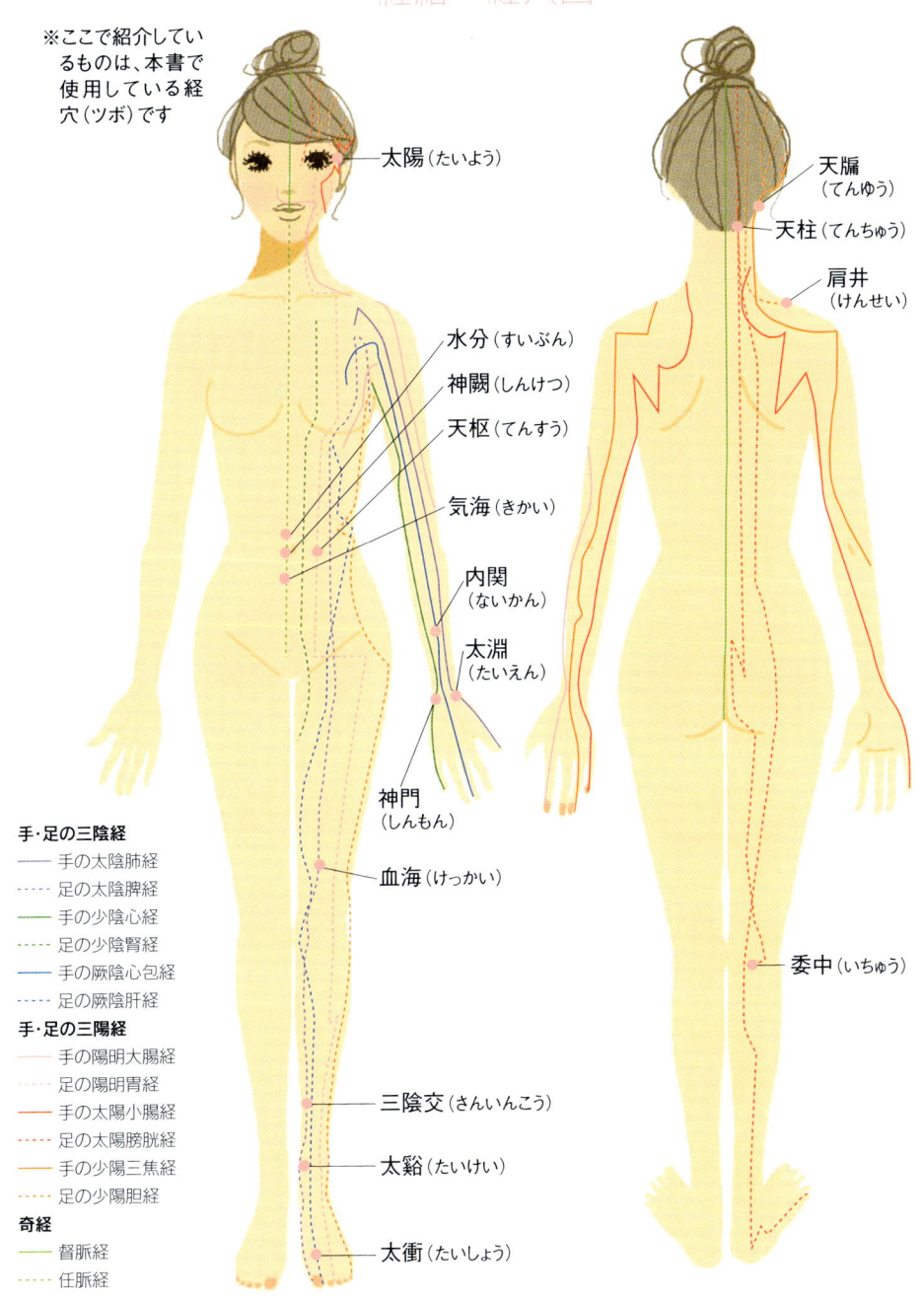

※ここで紹介しているものは、本書で使用している経穴(ツボ)です

- 太陽(たいよう)
- 水分(すいぶん)
- 神闕(しんけつ)
- 天枢(てんすう)
- 気海(きかい)
- 内関(ないかん)
- 太淵(たいえん)
- 神門(しんもん)
- 血海(けっかい)
- 三陰交(さんいんこう)
- 太谿(たいけい)
- 太衝(たいしょう)

- 天牖(てんゆう)
- 天柱(てんちゅう)
- 肩井(けんせい)
- 委中(いちゅう)

手・足の三陰経
- 手の太陰肺経
- 足の太陰脾経
- 手の少陰心経
- 足の少陰腎経
- 手の厥陰心包経
- 足の厥陰肝経

手・足の三陽経
- 手の陽明大腸経
- 足の陽明胃経
- 手の太陽小腸経
- 足の太陽膀胱経
- 手の少陽三焦経
- 足の少陽胆経

奇経
- 督脈経
- 任脈経

013 Detox Diet

リンパは浄化と免疫の役目を担っています

私たちの全身には、静脈に沿ってリンパ管が網の目のように張りめぐらされており、その中をリンパ液が流れています。またリンパ管の途中の、わきの下、首、脚のつけ根などにはリンパ節が多くあります。これらと、特殊なリンパ器官などを合わせて、「リンパ」と総称しています。

リンパの主な働きは「浄化」と「免疫」です。リンパは全身を流れながら、つねに血液中や細胞内にある老廃物を回収しています。そして、リンパを通るときに不要なものがろ過され、きれいな状態になって、首のつけ根で静脈に流れ込みます。また、体内にウイルスなどの異物が侵入したときは、リンパ液に含まれるリンパ球がこれらを攻撃して体を守ります。リンパの流れが悪くなったり、働きが低下したりすると、体内に

リンパ図

- 耳下腺リンパ節（じかせん）
- 頸部リンパ節（けいぶ）
- 鎖骨リンパ節
- 腋窩リンパ節（えきか）
- 腹部リンパ節
- 鼠径リンパ節（そけい）
- リンパ管
- 膝窩リンパ節（しっか）（膝の裏）

※リンパを簡単にイメージした図です

は老廃物（毒素）がたまり、肥満をはじめとするさまざまな不調が体に現れてしまうのです。

やせることは、無駄のない体になること

経絡、リンパのどちらか一方でもスムーズに流れなくなると、体内に余分なものがたまり、それが肥満や体調不良につながっていきます。イメージとしては、汚れが詰まって流れにくくなった排水管といったところでしょうか。老廃物や余分な水分など、不要なものが排泄されない体では、いくら食べ物を制限してもやせるわけがありません。

だから、食事制限より何よりも、まず毒素を出すこと、つまり「デトックス」が大事。デトックスがきちんと行われるようになると、無理に食事制限をしなくても、食べたものは代謝され、不要なものは排泄され、無駄のない体になっていきます。私たちは、だれでも自分の骨格に合った適正体重がありますが、体が健全に機能していれば、自然にそこに落ち着くもの。必要以上に太るということは、体が正常に機能していないというサインなのです。

全身を鏡に映したとき、顔が大きい、ウエストや脚が太いなど、とくに気になる部分がありませんか？ ある部分だけがとくに大きくてバランスが悪いというのは、その部分の経絡やリンパの流れが悪くなっている証拠です。一般的なダイエット法では、部分やせは難しいといわれていますが、経絡リンパマッサージでは、全身とその部分を直接マッサージすることで、経絡やリンパの滞りを改善し、流れをよくし、排泄力を高めることで、ボディを引き締めることができます。

滞りをなくすことで部分やせも可能に

手軽で簡単な手技にとても大きな効果が！

マッサージというと、だれでも手軽にできる方法なので、それほど効果がないと思っている方もいるでしょう。ところが、体内の細胞レベルでみてみると、皮膚をさする行為はとても大きな刺激で、速効性もあります。

初心者がセルフケアで行っても、その場でウエストサイズが平均で3cmもダウンすることがあるくらいです。マッサージを施術として他人に施すには国家資格が必要であり、これは医療行為や医療技術にあたるわけです。

でも、そうしたマッサージのテクニックを、自分のものにできれば、とても幸運です。自分に合ったスペシャルなマッサージを、自分で施すことができる——。これは、生涯、きれいで健康でいるための切符を手に入れたようなものではないでしょうか。

メンタル面にも効果が現れてやせやすくなる

日々、たくさんの患者さんを診ていると、自分の体の不調に気づかない人が多すぎると感じます。自分に合わない環境や仕事でがんばり続け、心身ともに疲れきっている人がたくさんいるからです。体だけでなく、心にもイライラや不満といった「こり」があると、なかなかやせられないし、きれいにもなれません。心にも「デトックス」が必要なのです。

そんな心のデトックスにもアプローチできるのが、「経絡リンパマッサージ」です。心の切り替えは、意思の力で行おうとしてもなかなか難しいものですが、体からアプローチしていくと、自然に心をほぐすことができます。心が前向きになると、表情が輝いて、体も自然にやせ始めます。心の無駄をなくすことで、体も美しく変わることができるはずです。

マッサージの習慣がやせる習慣に

やせている人と太っている人を比べると、生活習慣に違いがあることがわかります。やせている人は「やせる習慣」を持ち、「やせる生活」を送っています。いま太っている人は、その「太る習慣」を変えることが大切。さっそく、毎日の生活の中に、経絡リンパマッサージを組み込んでみましょう。

「忙しくて、マッサージの時間なんてとれない」という人は、本当に忙しいのかどうか、生活習慣を見直してみてはいかがでしょう。生活に無駄が多いから忙しく感じる場合もあります。生活習慣を見直し、マッサージの習慣をつけることが「やせる習慣」となり、「やせる生き方」につながっていきます。経絡リンパマッサージで、体や心だけでなく、習慣、そして生き方を大きく変えてみませんか。

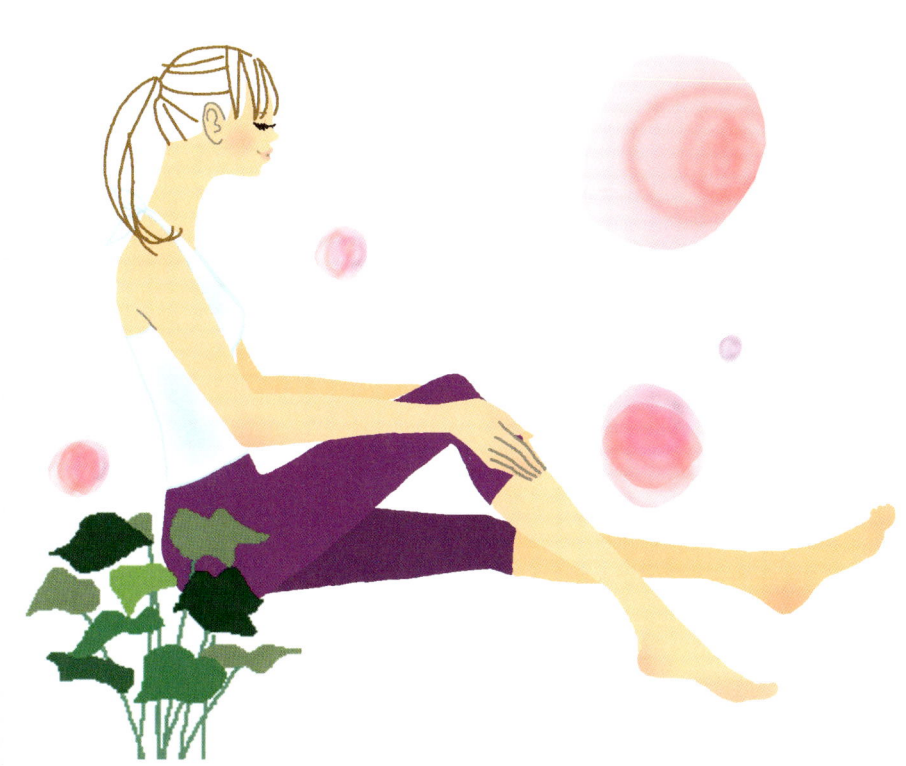

デトックスダイエットをより効果的に行うためには、まず自分をよく理解することが大切。
下記のテストの当てはまる項目にチェックを入れ、(　)はいまの状態を記入しましょう。

ライフスタイルについて

- □生活が不規則である
  (　　　　　　　　　)
- □運動不足である
  (　　　　　　　　　)
- □睡眠が5時間以下である
  (　　　　　　　　　)
- □食事のバランスが悪い
  (　　　　　　　　　)
- □体が冷えている
  (　　　　　　　　　)
- □昔より太った
  (　　　　　　　　　)
- □頑固である
  (　　　　　　　　　)
- □下半身が重い
  (　　　　　　　　　)
- □元気が出ない
  (　　　　　　　　　)
- □ストレスをためやすい
  (　　　　　　　　　)

▼

□　点

体調について

- □日ごろから疲れやすい
  (　　　　　　　　　)
- □風邪をひきやすい
  (　　　　　　　　　)
- □便秘になりやすい
  (　　　　　　　　　)
- □肩や首がこる
  (　　　　　　　　　)
- □腰痛がある
  (　　　　　　　　　)
- □ひざが痛くなることがある
  (　　　　　　　　　)
- □生理痛、生理不順がある
  (　　　　　　　　　)
- □朝からむくみやすい
  (　　　　　　　　　)
- □手足に冷えを感じる
  (　　　　　　　　　)
- □朝、疲れが残っている
  (　　　　　　　　　)

▼

□　点

カウンセリング チェックシート

あなたのことを教えて

美容の悩みについて

- □以前より顔が大きくなった
  (　　　　　　　　)
- □肌荒れやニキビがある
  (　　　　　　　　)
- □背中に脂肪がついている
  (　　　　　　　　)
- □鎖骨がきれいに出ていない
  (　　　　　　　　)
- □ウエストにくびれがない
  (　　　　　　　　)
- □下腹部がぽっこりしている
  (　　　　　　　　)
- □二の腕がたるんでいる
  (　　　　　　　　)
- □バストに張りがない
  (　　　　　　　　)
- □ヒップラインがたれている
  (　　　　　　　　)
- □アキレス腱が出ていない
  (　　　　　　　　)

　　　点

心について

- □心配性である
  (　　　　　　　　)
- □ゆううつな気分になることが多い
  (　　　　　　　　)
- □不安感がつねにある
  (　　　　　　　　)
- □イライラしていることが多い
  (　　　　　　　　)
- □優柔不断である
  (　　　　　　　　)
- □恐いと感じることが多い
  (　　　　　　　　)
- □やる気が出ない
  (　　　　　　　　)
- □つらいと感じることが多い
  (　　　　　　　　)
- □眠れないことがある
  (　　　　　　　　)
- □すぐに決められないことが多い
  (　　　　　　　　)

　　　点

みましょう

18〜19ページでチェックを入れた項目を数え、1項目1点として、下記に書き入れましょう。

採点の結果をグラフで表してみましょう

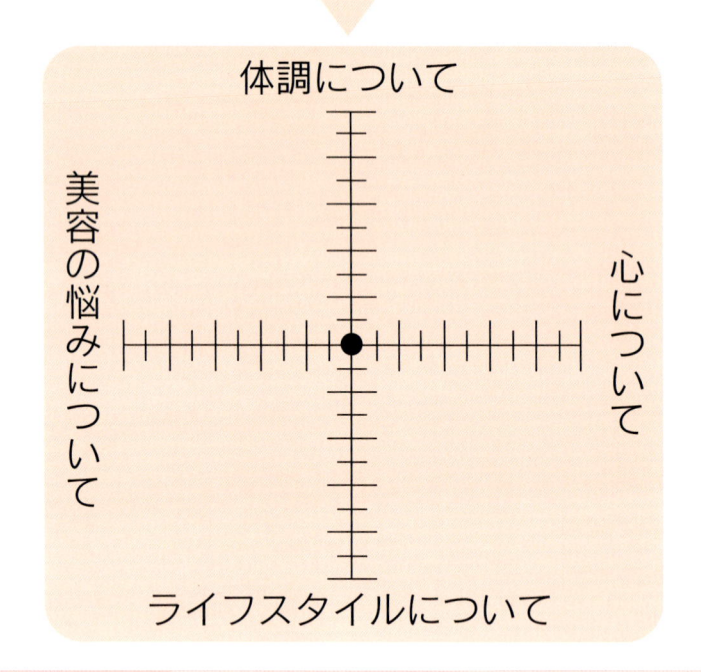

```
              体調について

美容の悩みについて  ●  心について

           ライフスタイルについて
```

体調について	ダイエットの前に、自分の体調や体質をきちんと把握しておくことが大切です。疲れがたまっていないかどうか、不調がある場合は、どこに不調があるのか、生理は順調かどうかといったことをチェックしておきましょう。	☐ 点
ライフスタイルについて	ライフスタイルと太る原因は直結しています。毎日の小さいひずみが徐々に体に蓄積されて、太りやすい体質になってしまうのです。自分のライフスタイルを見直すことが大切です。	☐ 点
心について	ダイエットをする場合、心の問題は見逃されがちですが、じつはダイエットと心のあり方には深いつながりがあります。心の面で問題や悩みがないかどうかをチェックしておきましょう。	☐ 点
美容の悩みについて	ダイエットを始める場合、体重や体脂肪の問題だけでなく、部分的に気になるところがあるはずです。自分は体のどこに悩みがあるのかを、きちんと把握し、ダイエットの目標として掲げましょう。	☐ 点

カウンセリング
チェックシート

結果をチェックして

「美容の悩み」の項目が多い人
詳しい解説は23ページへ

P.44 デトックスマッサージ 全身編 DVD
＋
P.49 症状別デトックスダイエット
or
P.65 メンタルデトックスダイエット
↓
P.81 部分別デトックスダイエット
＋
P.44 デトックスマッサージ 全身編 DVD

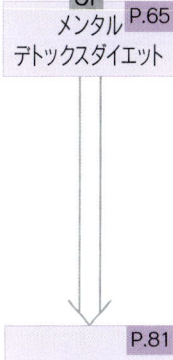

「心」の項目が多い人
詳しい解説は23ページへ

P.65 メンタルデトックスダイエット
＋
P.49 症状別デトックスダイエット
↓
P.27 1週間デトックスダイエット
↓
P.81 部分別デトックスダイエット
＋
P.44 デトックスマッサージ 全身編 DVD

「ライフスタイル」の項目が多い人
詳しい解説は22ページへ

P.27 1週間デトックスダイエット
↓
P.44 デトックスマッサージ 全身編 DVD
＋
P.49 症状別デトックスダイエット
or
P.65 メンタルデトックスダイエット
↓
P.81 部分別デトックスダイエット
＋
P.44 デトックスマッサージ 全身編 DVD

「体調」の項目が多い人
詳しい解説は22ページへ

P.49 症状別デトックスダイエット
↓
P.65 メンタルデトックスダイエット ／ P.27 1週間デトックスダイエット
↓
P.27 1週間デトックスダイエット
↓
P.81 部分別デトックスダイエット
＋
P.44 デトックスマッサージ 全身編 DVD

ダイエットプラン

ライフスタイルの問題が多い人

M.Nさん（32歳）の場合

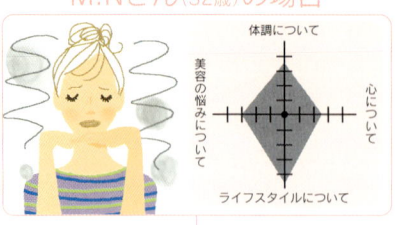

生活が不規則で、食事のバランスが悪く、運動不足になりがちという生活を送っています。太りやすく、体重や体脂肪が多いというタイプです。体や心の不調を抱えている人も多いでしょう。

1週間デトックスマッサージ

まず体重を落とし、体脂肪を減らすことが必要なあなたには、1週間デトックスマッサージがおすすめです。1週間続いたら1か月、1か月続いたら3か月と目標をクリアするまで、継続的にがんばってみましょう。

P.27〜

不調がある人は、デトックスマッサージのあとに症状別マッサージを、心の悩みがある人はメンタルマッサージを追加して行いましょう。体重が落ちたあと、気になる部分がある人は、部分別マッサージに進みます。

体の不調が多い人

R.Hさん（36歳）の場合

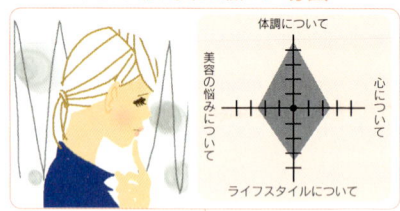

病気というほどではないけれど、つらい症状をいくつも抱えています。体が健全に機能していないため、排泄する力が落ちて、余分なものがたまってしまい、太ってしまっているタイプです。

症状別デトックスマッサージ

不健康すぎると、がんばってダイエットをしても、なかなかやせることができません。不調が多いあなたは、症状別マッサージで、不調を改善することが先決。まずは、健康になることをめざしましょう。

P.49〜

心の悩みもある人は、メンタルマッサージもあわせて行います。心身ともに健康になったら、1週間デトックスマッサージに進みましょう。それで体重がダウンしたら、部分別マッサージで総仕上げをします。

| 結果 | タイプ | おすすめプラン | アドバイス |

カウンセリング　ダイエットプラン

あなたにおすすめの

美容の悩みが多い人

K.Tさん（23歳）の場合

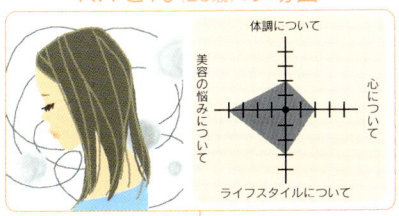

体重や体脂肪はそれほど悩んでいないけれど、部分的に気になるところが多いというタイプです。体重より太って見える、スタイルが悪く見える、見た目をよくしたいという悩みを抱えています。

部分別デトックスマッサージ

見た目が気になるというあなたには、体重や体脂肪を減らすことより、部分的に引き締めるマッサージがおすすめです。気になる部分のデトックスを促すことで、バランスのよいボディラインをめざしましょう。

P.81〜

部分別マッサージを始める前に、デトックスマッサージ全身編（44ページ）を行うと、全身の流れがよくなって、さらに効果的です。心身に不調がある人は、症状別やメンタルのマッサージをあわせて行いましょう。

心の悩みが多い人

H.Mさん（28歳）の場合

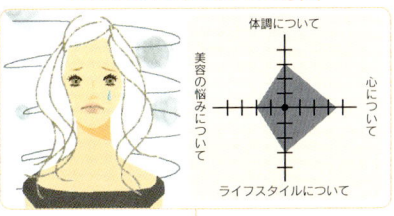

ストレスをため込みすぎて、心にいろいろな問題を抱えているタイプです。心と体は直結しているため、ネガティブな志向のままでは、ダイエットに成功するどころか、ますます太りやすくなってしまうでしょう。

メンタル デトックスマッサージ

メンタルな悩みの多いあなたは、まず心のデトックスが必要です。マッサージによって外側からアプローチして、心をリセットしましょう。心が変わると、自然にやせ始め、表情もイキイキしてきれいになります。

P.65〜

体の不調も多い人は、症状別マッサージをあわせて行いましょう。心身ともに健康になったら、デトックスマッサージで体重ダウンをめざします。その後は、部分別マッサージに進み、磨きをかけます。

基本の手技

マッサージをする部位や目的によって手技（テクニック）を使い分けると、効果はよりアップします。ここでは、本書で使われる13種類の手技を紹介します。

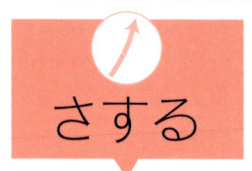

さする

経絡リンパマッサージで、いちばんよく使われる手技です。手のひらや指など、使う場所によって異なる方法があります。二指、四指、手掌ではやさしく、母指、把握、指髁はやや強い手技なので、気持ちいい程度の力でさすりましょう。

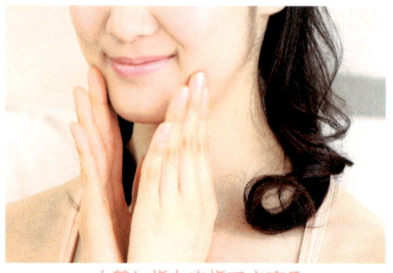

人差し指と中指でさする
二指軽擦法（にしけいさつほう）

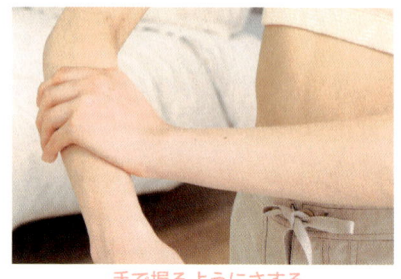

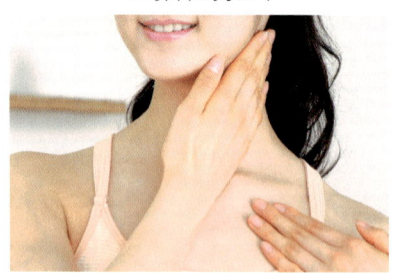

手で握るようにさする
把握軽擦法（はあくけいさつほう）

親指以外の4本の指でさする
四指軽擦法（ししけいさつほう）

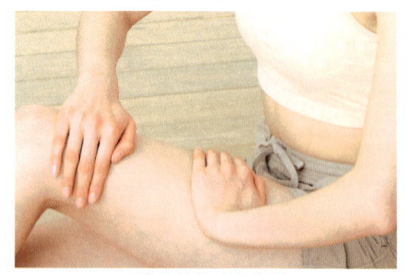

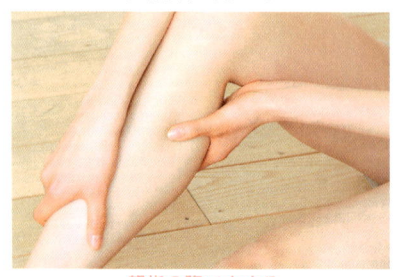

手のひらでさする
手掌軽擦法（しゅしょうけいさつほう）

親指の腹でさする
母指軽擦法（ぼしけいさつほう）

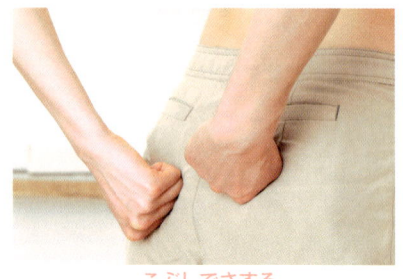

こぶしでさする
指髁軽擦法（しかけいさつほう）

カウンセリング　手技

もむ
左右の手を逆方向に動かし、部分をねじるようにしてもみます。

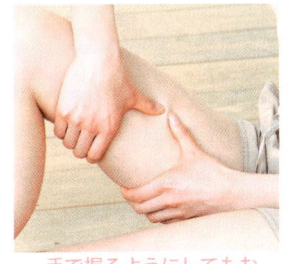

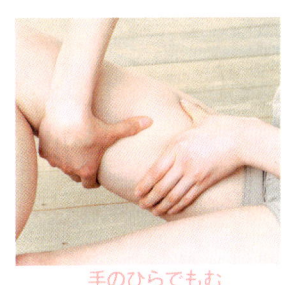

手で握るようにしてもむ
把握揉捏法（はあくじゅうねつほう）

手のひらでもむ
手掌揉捏法（しゅしょうじゅうねつほう）

押す
主にツボを刺激する目的で使います。5〜7秒かけてゆっくり押し、同様に戻します。

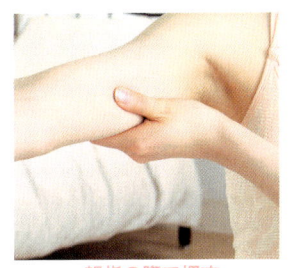

親指の腹で押す
母指圧迫法（ぼしあっぱくほう）

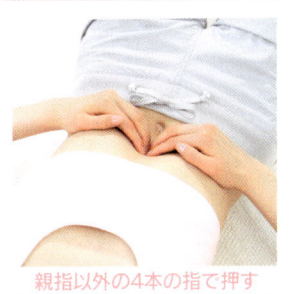

親指以外の4本の指で押す
四指圧迫法（ししあっぱくほう）

たたく
手首をやわらかくした状態で、両手をリズミカルに動かしてたたきます。

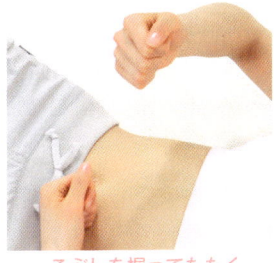

こぶしを握ってたたく
拳打法（けんだほう）

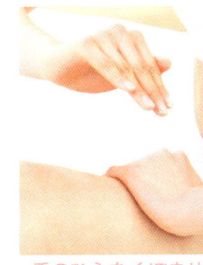

手のひらをくぼませてたたく
拍打法（はくだほう）

- ↗ さする
- 〰 もむ
- ⌄ 押す

左の3種類の記号は、それぞれ、「さする」「もむ」「押す」を表しています。写真を見るだけで、どこを、どの手技でマッサージすればいいかがわかります。

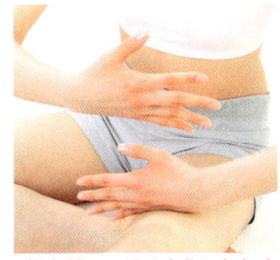

指を開いて切るようにたたく
切打法（せつだほう）

025　Detox Diet

マッサージを始める前に

- 部位と手は、清潔にしてマッサージを始める
- マッサージ中やその後には、必ず十分な水分を補給する
- 過度の疲れ、病気やケガがある場合、さらに発熱など体調の悪いとき、妊娠中などはひかえる
- 食後2時間以内と飲酒のあとはひかえる
- 皮膚に傷やしっしんなどのトラブルがある場合は、患部にはふれずに行うか、ひかえる
- マッサージは、心臓から遠い末端部分から各リンパ節に向かって行う
- オイルやジェルなどを使用すると手のすべりも滑らかになり、効果もアップ
- 体が温まっているときに行うのが効果的。とくにバスタイムがおすすめ
- マッサージをしても効果がみられないときや症状がひどい場合は、専門家に相談を

Detox Diet

１週間デトックス ダイエット

7days Detox Diet

いよいよデトックスダイエットの開始です。
7日間でワンサイクルという、このマッサージは
体のあらゆる部分にアプローチして
気血やリンパの流れをよくし、
全身を浄化しながら、体重ダウンがめざせます。
まず、7日間続けることから始めてみましょう

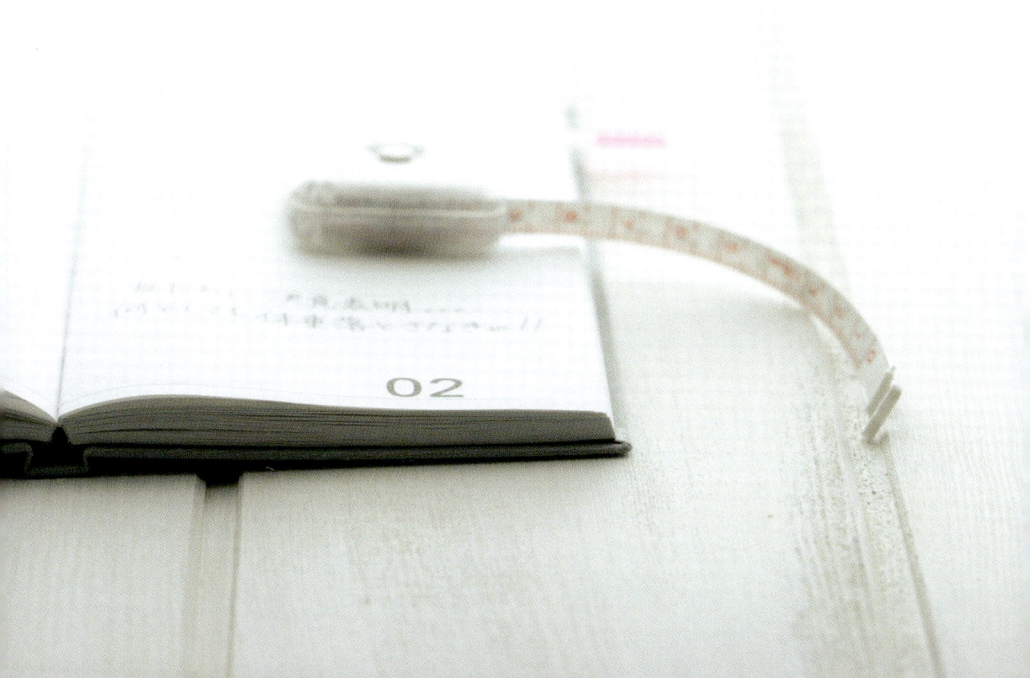

1週間続いたら、次は1か月、めざせ3か月！体内の排泄力を高めて、1週間1kgを目標に

気持ちよく続けて自然にやせられる

この章で紹介するマッサージは、1週間プログラムされています。もちろん、自分の状態に合ったマッサージから行ってもかまいません。

まずは、マッサージする部位と手を清潔にし、リラックスした気持ちで始めてみましょう。

マッサージをすることによって、体の中から余分なものが排泄され、体内が活性化されていくようなイメージで行います。

毎日行っていると、排泄力がアップし、循環がよくなってくるのがわかります。それは、汗をかきやすくなった、尿の量が増えた、便秘や冷えが改善されたといったところに。

行うと全身がくまなくダイエットできるように

ろに現れます。そして、肝臓などの解毒作用も高まり、順調に体内浄化がすすむと、全身のむくみがとれてスッキリし、1週間で約1kg、1か月で3kg程度は、自然に体重がダウンします。あなたの骨格に合ったベスト体重に落ち着くのです。ベスト体重とは、必要以上にやせてしまうのではなく、適度な脂肪を残してバランスのいい体になった状態をいいます。本来のあなたにリセットされ、あなたが持つ本当の美しさを取り戻すことができます。

ベスト体重になったら あとはキープが大事

最初の1週間を続けたら次は1か月、それが続いたら次は3か月と、最終的に3か月をめざしてがんばりましょう。そこで、ベスト体重に落ち着いたら、体重を維持して、全身をリセットするためのマッサージに切り替えて、毎日続けます（44ページ）。

通常は、最初の1か月で体重がダウンしますが、1か月行っても体に全然変化がない場合は、マッサージの方法が正しいかどうかを、もう一度チェックしてみましょう。もしくは、体に不調があるとやせにくくなるため、本章より先に、症状別のマッサージ（49ページ）で不調を改善していくことをおすすめします。

毎日、自分の体の声に耳を傾けながらマッサージを行っていると、今日は肌の調子がいい、悪いとか、むくみがとれる、とれにくいとか、体の変化に気がつくはずです。そうしたら、その1週間の食生活やライフスタイル、メンタル面を振り返ってみましょう。体にいい変化が現れている場合は、それが、あなたに合ったライフスタイルなのです。その生活と毎日のケアを続けることで、さらに、やせやすい体に変化していくでしょう。

内臓全体を活性化して内側からデトックス

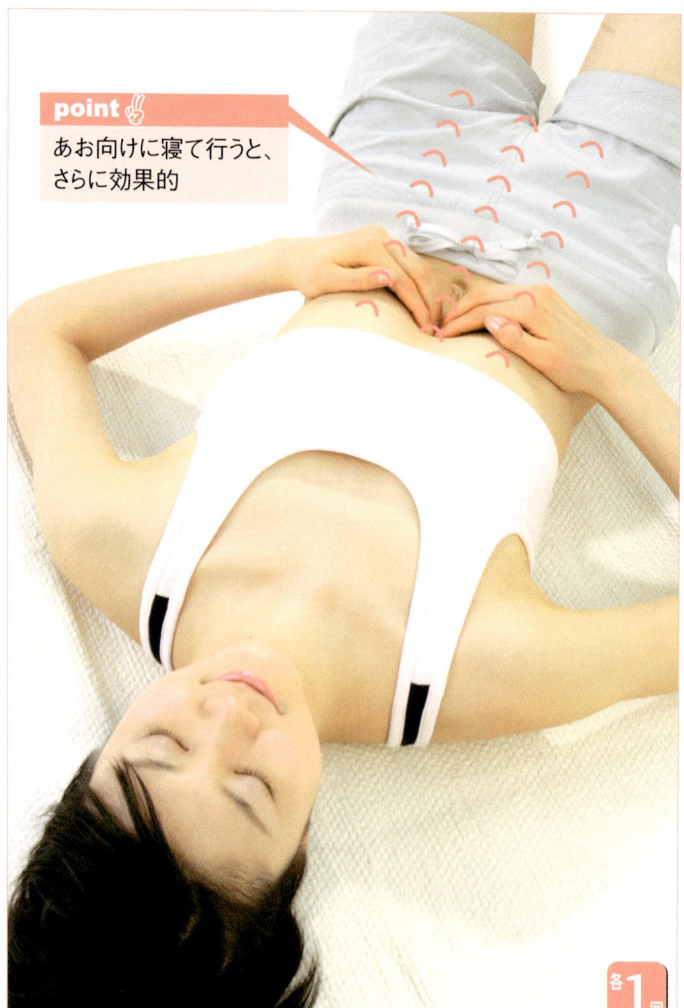

Detox Diet first day
1日目

デトックスマッサージⅠ

3分

あお向けに寝て全身の力を抜き、リラックスした状態でスタートします。腹部のマッサージで、まず内臓から活性化させましょう。

point
あお向けに寝て行うと、さらに効果的

各1回

1 腹部を上から下に向かって押す

みぞおちからそけい部に向かい、腹部の中央を左右の4本の指で押す。その左右のラインも同様に。

|1日目　内臓の活性化

2 腹部を上から下に向かってさする

みぞおちからそけい部まで腹部の中央を、左右の手を交互に動かして、上から下へさする。その右側と左側のラインも同様に。

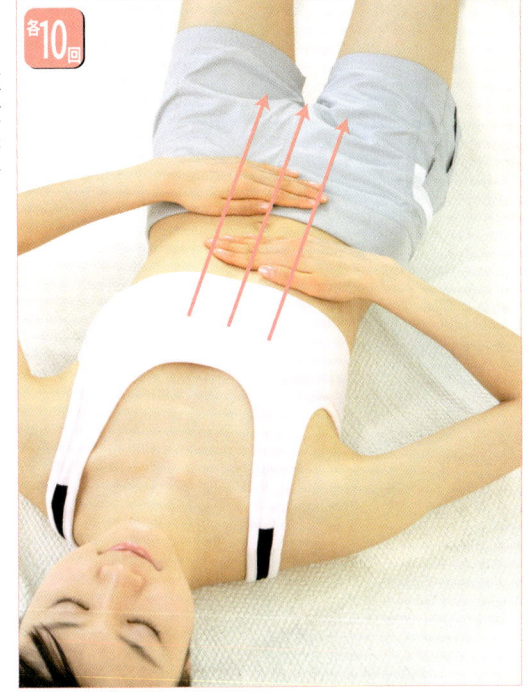

各10回

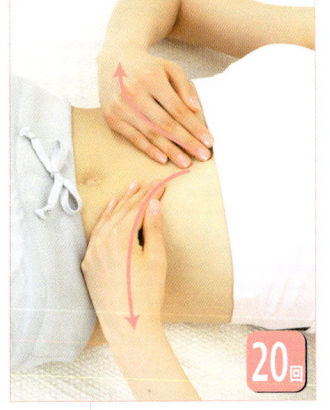

20回

3 みぞおちから肋骨に沿ってさする

みぞおちから肋骨に沿って、左右の4本の指を交互に動かしてさする。

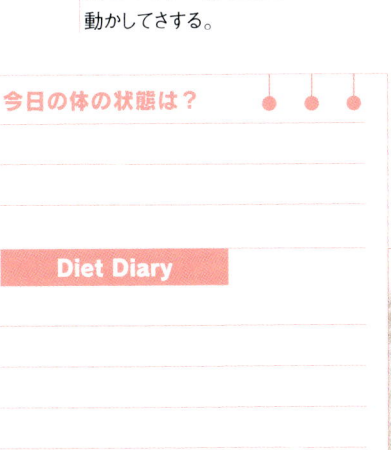

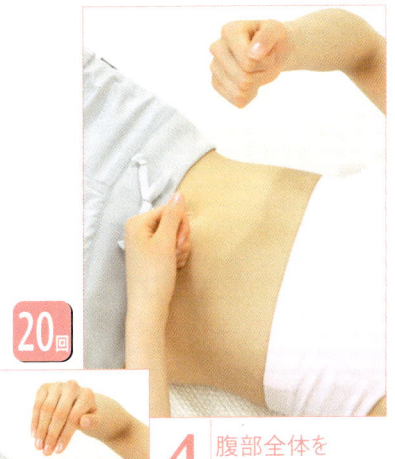

今日の体の状態は？

Diet Diary

20回

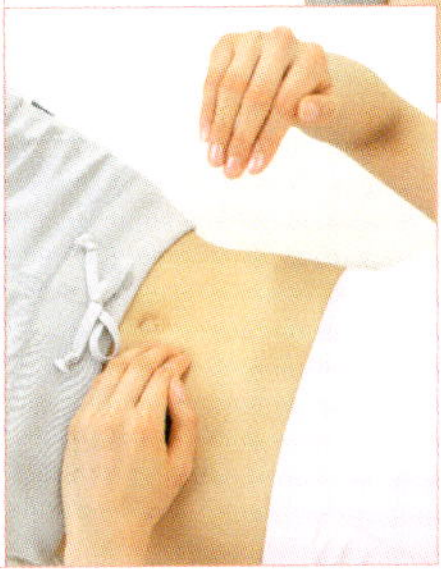

4 腹部全体をたたく

手を軽く握り、両手を交互に動かして、リズミカルにたたく。手のひらをややくぼませてたたいてもOK。

目標体重　kg
1週目
今日の体重　kg
ダイエット効果　−　kg
2週目
今日の体重　kg
ダイエット効果　−　kg
3週目
今日の体重　kg
ダイエット効果　−　kg
4週目
今日の体重　kg
ダイエット効果　−　kg

全身のリンパの流れをよくしてむくみをスッキリ

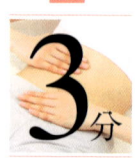

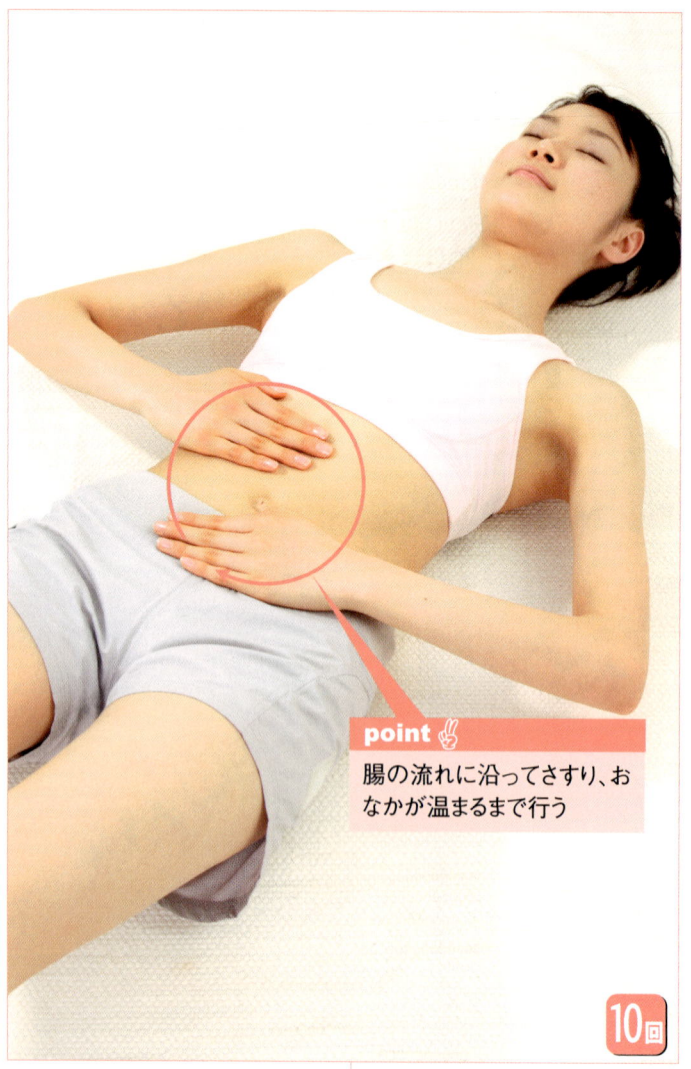

Detox Diet second day
2日目

デトックスマッサージⅡ

3分

そけい部には重要なリンパ節があります。リンパ節の流れをよくし、毒素をスムーズにリンパ節へ流し込むようなイメージで行いましょう。

point 🖐
腸の流れに沿ってさすり、おなかが温まるまで行う

10回

1 腹部を両手で時計回りにさする
おへそを中心に、両手のひらで時計回りに円を描くように、腹部をさする。

032

2日目　むくみ解消

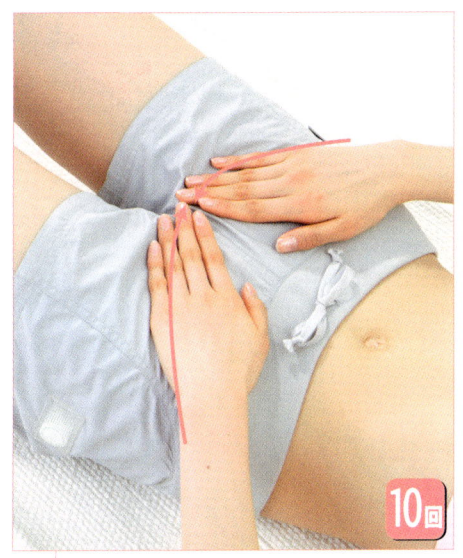

3 そけい部を
外側から内側にさする
両手の4本の指で同時に、そけい部を外側から内側に向かってさする。

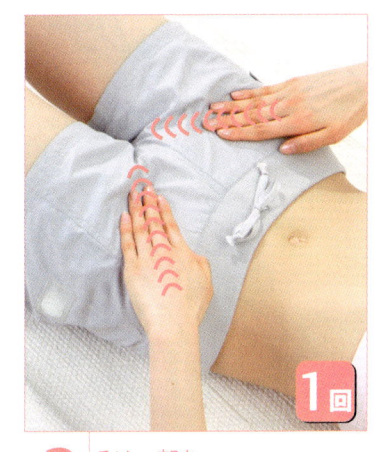

10回

2 そけい部を
両手で同時に押す
両手の4本の指で、左右の骨盤の下から内側に向かって、そけい部を押す。

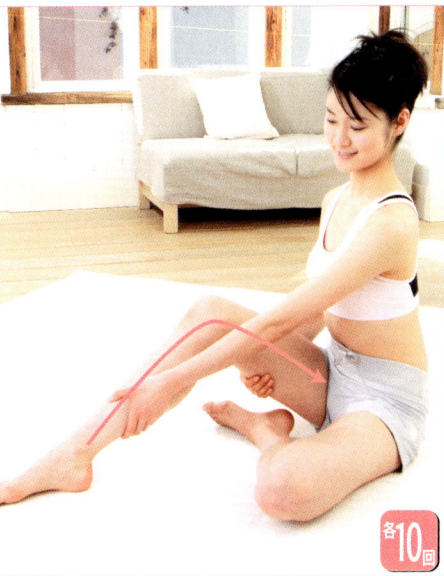

1回

今日の体の状態は？

Diet Diary

各10回

4 脚の内側を
両手で交互にさする
脚の内側を握るようにして、下から上へ、両手で交互にさする。反対側も同様に。

目標体重 kg
1週目 今日の体重 kg ダイエット効果 ー kg
2週目 今日の体重 kg ダイエット効果 ー kg
3週目 今日の体重 kg ダイエット効果 ー kg
4週目 今日の体重 kg ダイエット効果 ー kg

033　Detox Diet

下半身のこりをデトックス 脚をスッキリ引き締める

Detox Diet third day

3日目

デトックスマッサージⅢ

5分

下半身は、むくみや疲れといった毒素がたまりやすいところです。マッサージで浄化を促し、足の裏のツボ押しで体内を活性化します。

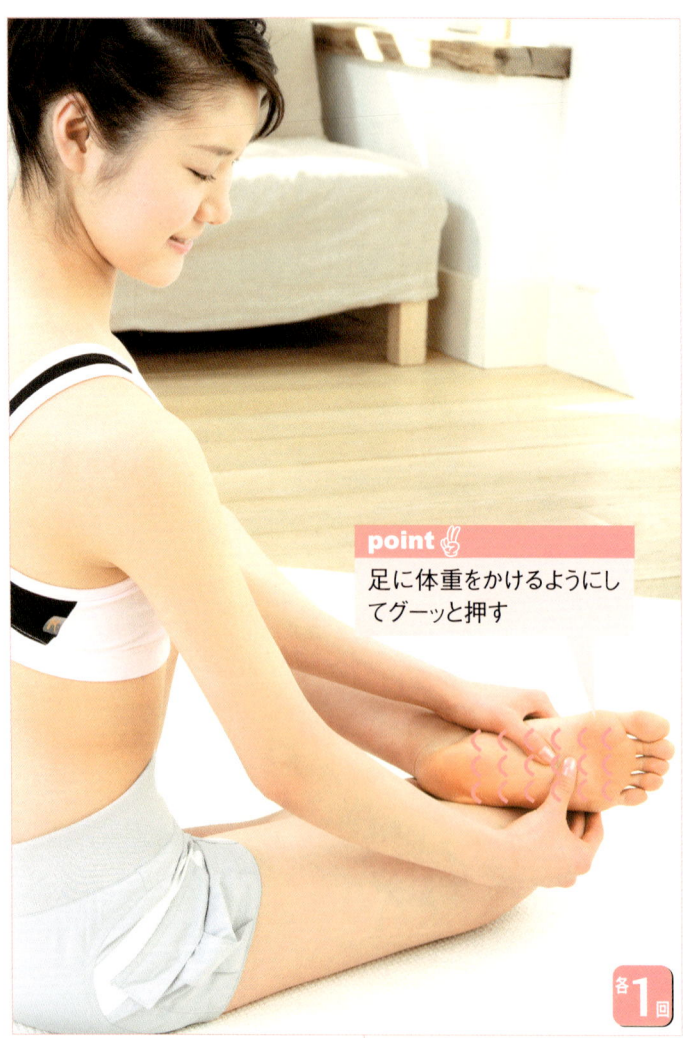

point
足に体重をかけるようにしてグーッと押す

各1回

1 両手の親指で交互に足の裏全体を押す

足の裏の中心線を、両手の親指で交互にリズミカルに押し、その右側と左側のラインも押す。反対側も同様に。

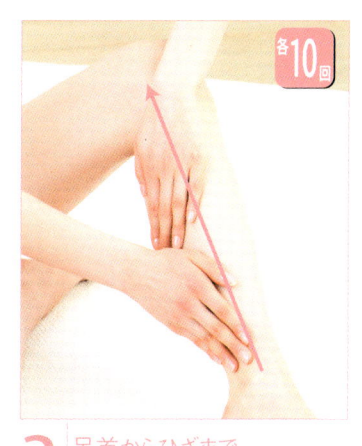

3日目 下半身のこり

各20回

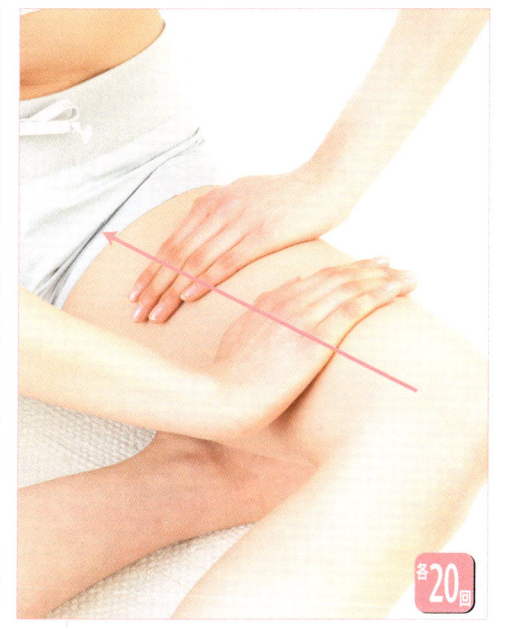

3 ひざから太ももの
つけ根までさする
ひざから太もものつけ根に向かって、両手を使って交互にさする。反対側も同様に。

各10回

2 足首からひざまで
両手でさする
脚の内側と外側を、足首からひざまで、両手で交互にさする。反対側も同様に。

各30回

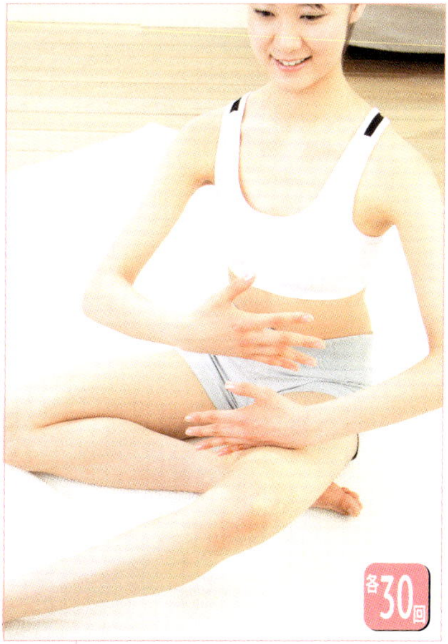

4 脚全体を両手で
リズミカルにたたく
手のひらを開いて、小指側で脚全体をリズミカルにたたく。反対側も同様に。

今日の体の状態は？

Diet Diary

目標体重 kg
1週目 今日の体重 kg ダイエット効果 − kg
2週目 今日の体重 kg ダイエット効果 − kg
3週目 今日の体重 kg ダイエット効果 − kg
4週目 今日の体重 kg ダイエット効果 − kg

035 Detox Diet

首や肩の滞りを改善して上半身の毒素を排泄

Detox Diet fourth day
4日目

デトックスマッサージ IV

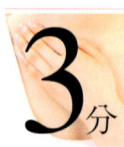

3分

体内をめぐるリンパ液は、最終的には首のつけ根で静脈に流れ込みます。首周辺のこりをほぐして流れをよくし、浄化を促しましょう。

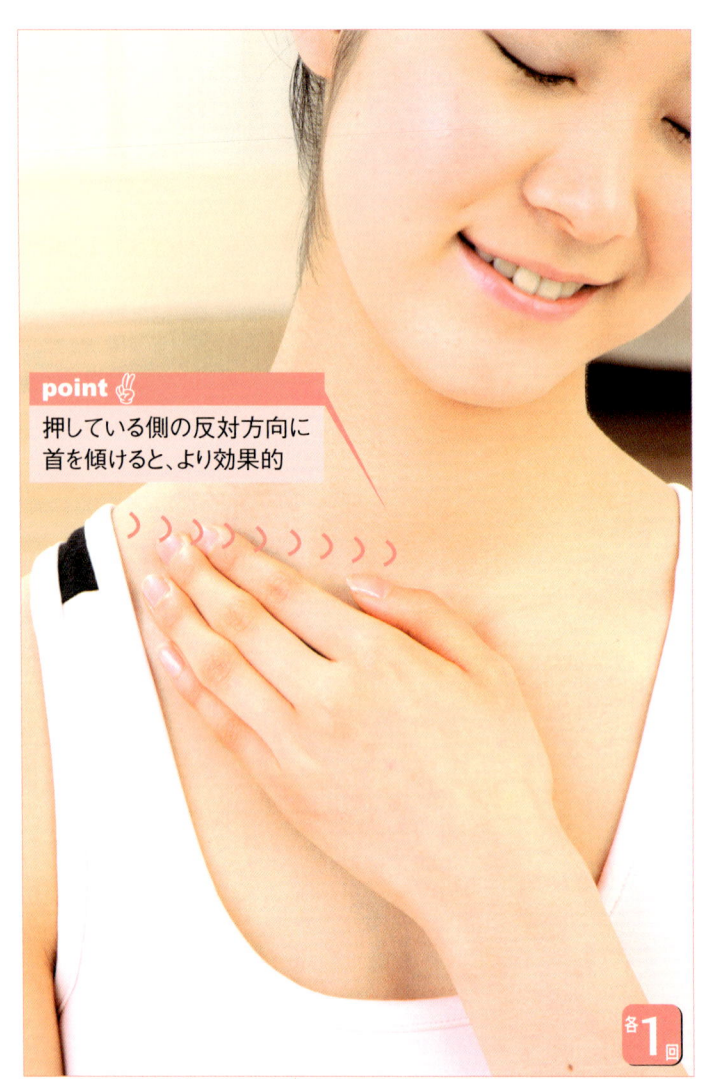

point
押している側の反対方向に首を傾けると、より効果的

各1回

1 4本の指で鎖骨のくぼみを押す

鎖骨のくぼみを外側から内側に向かって、4本の指でゆっくりと押す。反対側も同様に行う。

4日目

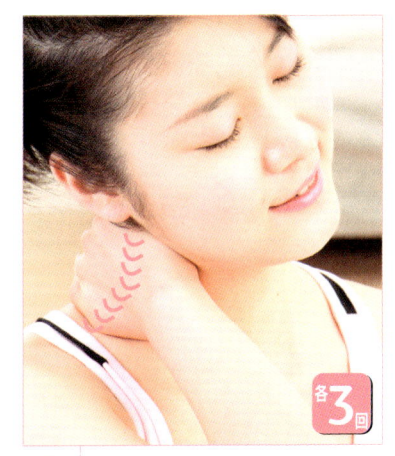

上半身のこり

各10回

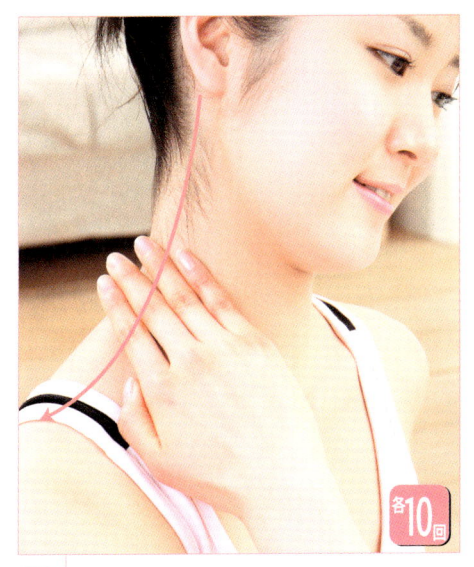

3 4本の指で首をさする
右手の4本の指で、右耳の下から肩先に向かってさする。反対側も同様に行う。

各3回

2 手のひらで首を押す
右耳の下に右手のひらをあて、首を右に傾け、その重みで首を押す。反対側も同様に。

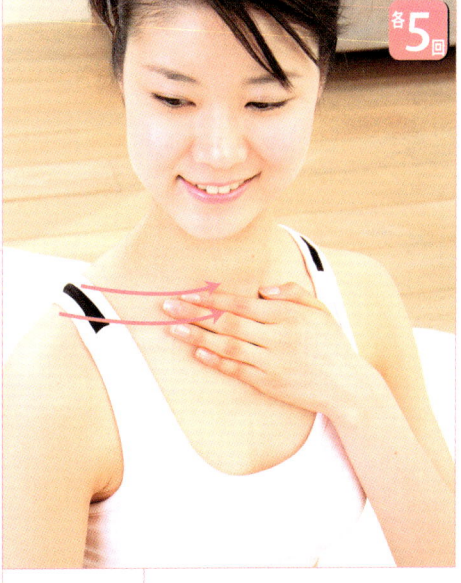

各5回

4 4本の指で鎖骨の上下をさする
外から内に向かって4本の指で鎖骨の上をさする。次に、鎖骨の下をさする。反対側も同様に。

目標体重　　　kg

1週目 □
今日の体重　　　kg
ダイエット効果　−　kg

2週目 □
今日の体重　　　kg
ダイエット効果　−　kg

3週目 □
今日の体重　　　kg
ダイエット効果　−　kg

4週目 □
今日の体重　　　kg
ダイエット効果　−　kg

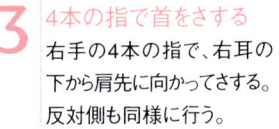

今日の体の状態は？ ● ● ●

Diet Diary

037　Detox Diet

「血」の流れをよくして女性の悩みを解決

Detox Diet fifth day
5日目

デトックスマッサージV

3分

「血」の流れが悪くなると、生理痛や生理不順などの不調が現れます。「血」の滞りを改善し、さらに女性ホルモンのバランスも整える処方です。

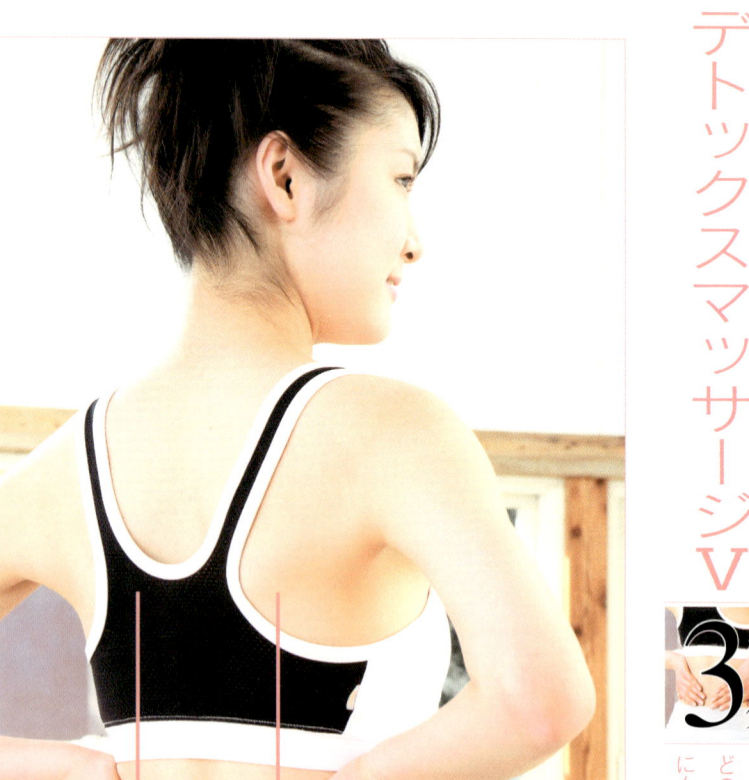

point 少し前かがみになると、さすりやすくなる

10回

1 両手で上から下へ背中をさする
両手のひらを背中のなるべく高い位置にあて、下へ向かってさする。

5日目 女性の悩み解消

各5回

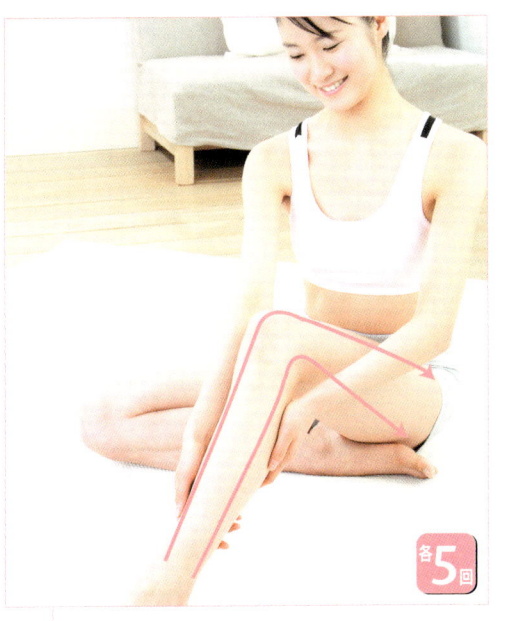

3 足首から太ももまで手のひらでさする
両手のひらを脚の裏側にあて、足首から太ももまでさする。脚の表側もさすり、反対側も同様に。

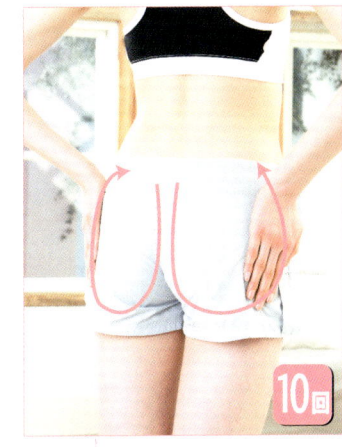

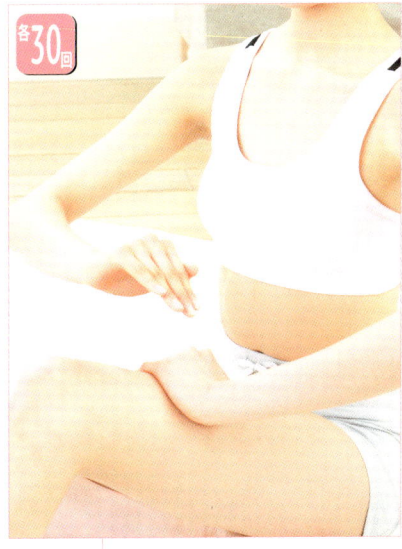

10回

2 おしりを両手で円を描くようにする
両手のひらを腰の中心にあて、ヒップラインに沿って、円を描くようにする。

各30回

4 脚全体を両手で交互にたたく
手のひらをくぼませるようにして、脚全体を両手で交互にたたく。反対側も同様に。

今日の体の状態は？

Diet Diary

目標体重　kg

1週目
今日の体重　kg
ダイエット効果　－　kg

2週目
今日の体重　kg
ダイエット効果　－　kg

3週目
今日の体重　kg
ダイエット効果　－　kg

4週目
今日の体重　kg
ダイエット効果　－　kg

Detox Diet sixth day

6日目

全身のバランスを整えて冷えの原因を浄化

デトックスマッサージ VI

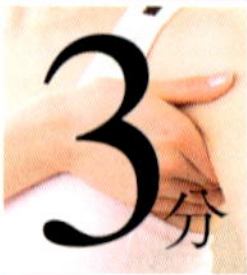

3分

両腕・両脚、その外側・内側をマッサージすることで、全身のバランスを整えます。肥満の原因となる冷えを改善して、やせやすい体になります。

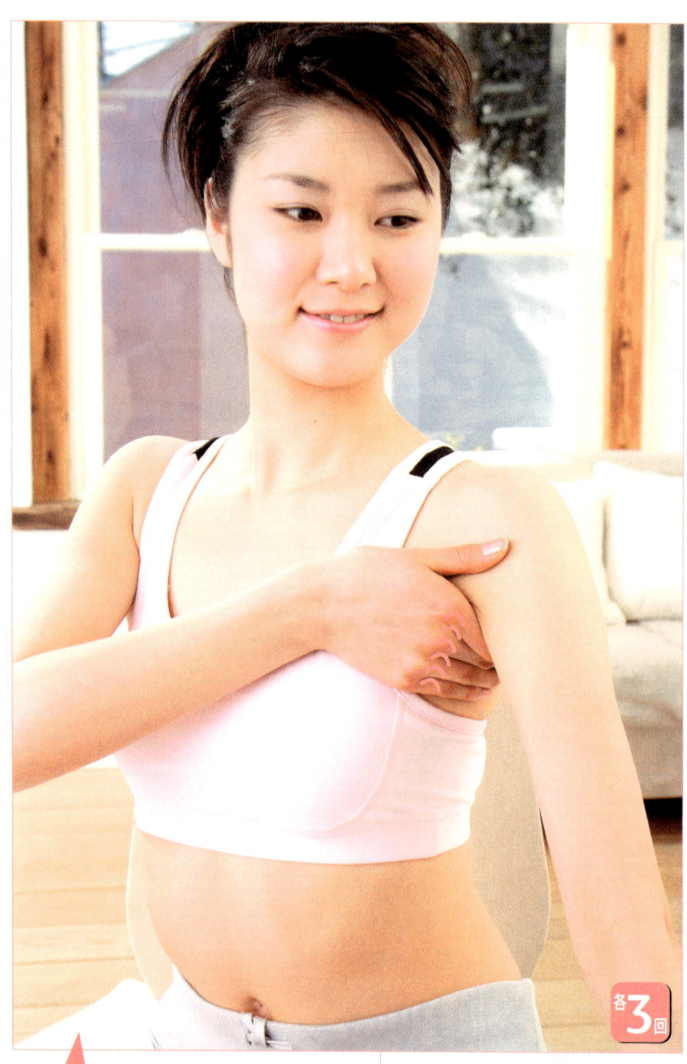

各3回

1 わきの下を4本の指で押す
わきの下に4本の指をあて、力を入れて押し上げる。反対側も同様に行う。

point 押されている側の腕を下に伸ばすと、さらに効果的

040

6日目

冷えの浄化

2 手で握るようにして腕の内側をさする

手首からわきの下に向かって、腕の内側をさする。反対側も同様に。

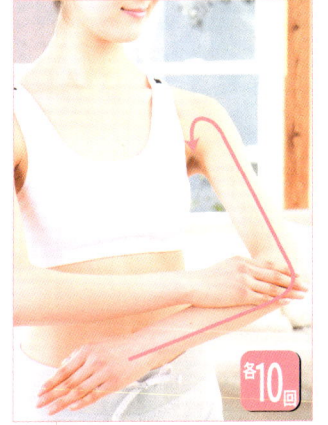

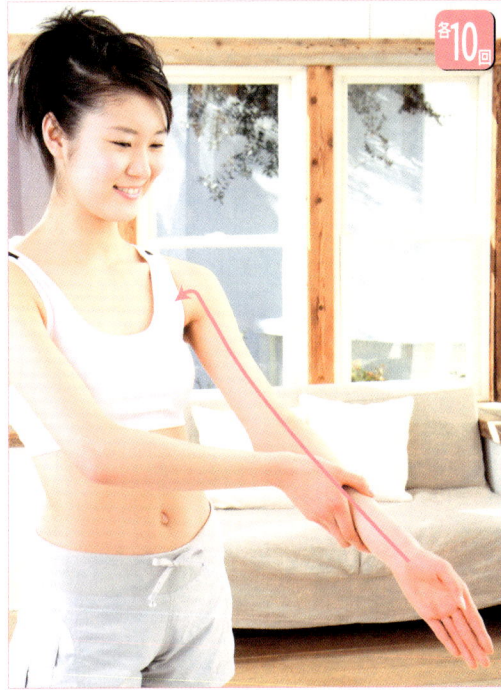

各10回

各10回

3 手のひらで腕の外側をさする

手首からわきの下に向かって、手のひらで腕の外側をさする。反対側も同様に。

今日の体の状態は？ ● ● ●

Diet Diary

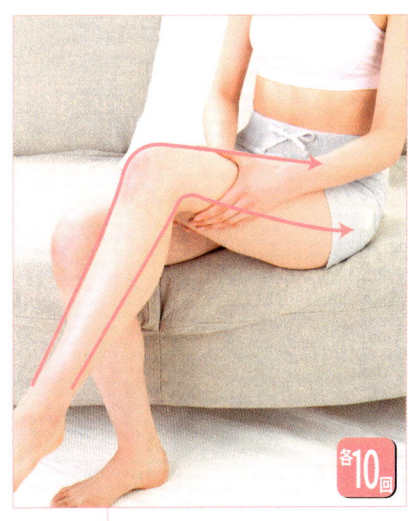

各10回

4 脚の外側と内側をさする

脚の外側と内側を両手で握るようにし、足首から太もものつけ根に向かってさする。反対側も同様に。

目標体重 kg

1週目
今日の体重 kg
ダイエット効果 — kg

2週目
今日の体重 kg
ダイエット効果 — kg

3週目
今日の体重 kg
ダイエット効果 — kg

4週目
今日の体重 kg
ダイエット効果 — kg

気のめぐりをよくして
ストレス解消、精神を浄化

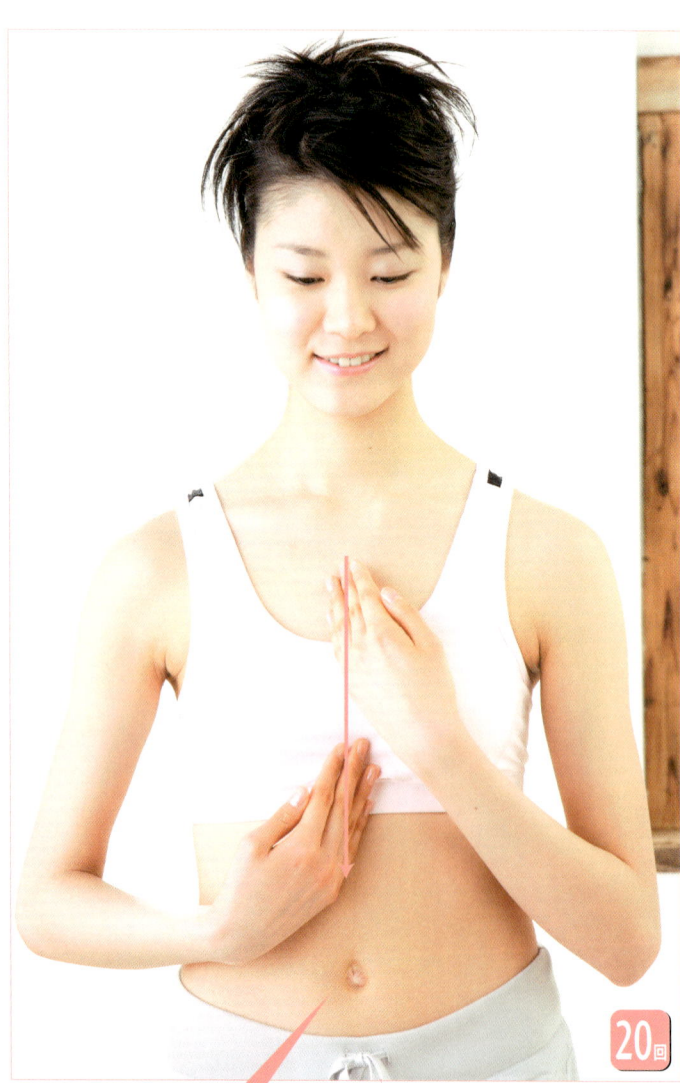

Detox Diet seventh day
7日目

デトックスマッサージ Ⅶ

3分

ストレスは「気」を消耗し、体の流れを滞らせます。体の中心をマッサージすることで、ストレスを浄化して体を活性化し、気分もスッキリします。

20回

point
息を吐きながら、やさしくさする

1 両手で交互に胸の中心をさする
胸の中心を上から下に向かって、左右の4本の指で交互にさする。

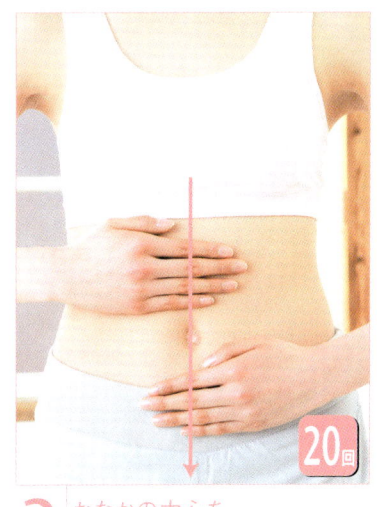

7日目

ストレスの浄化

各10回

2 おなかの中心を
上から下へさする

みぞおちから下腹部まで、両手の4本の指で交互にさする。

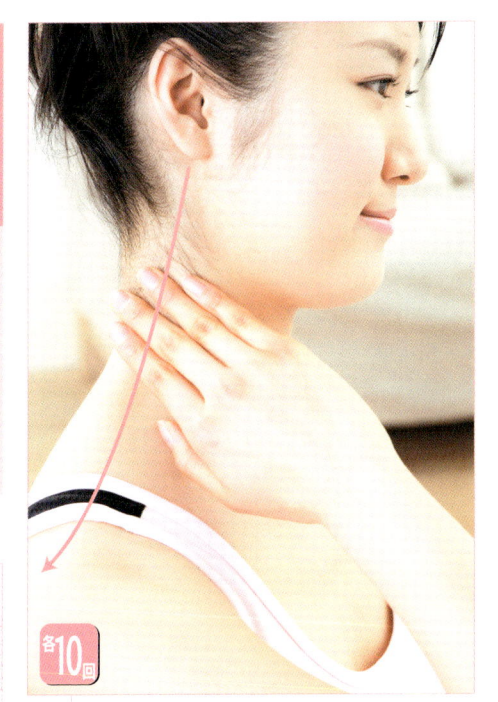

20回

3 耳の下から肩先まで
首をさする

4本の指を耳の下にあて、肩先に向かって首をさする。反対側も同様に。

今日の体の状態は？

Diet Diary

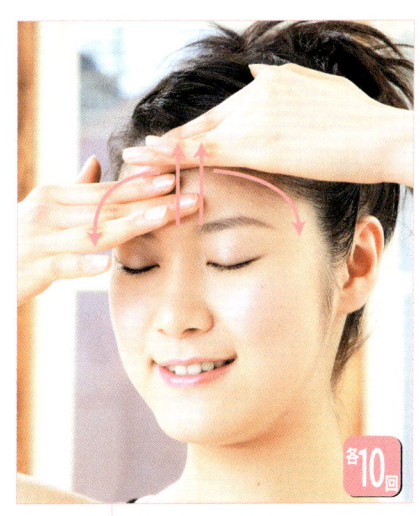

各10回

4 2本の指で額をさする

額の中心を下から上に、両手の人差し指と中指で交互にさする。次に、額の中心から両外側に向かって左右同時にさする。

043 Detox Diet

体を毎日リセットして体重をキープ 全身編

Detox Diet　DVDで解説

1週間デトックスマッサージを3か月行って体重がダウンしたら、この全身マッサージを毎日行って体重をキープしましょう。このマッサージはデトックスを促進し、その日の疲れをその日のうちに解消して、体をリセットするものです。心身ともに、つねにピュアに保ち、あなたらしい本来の美しさと輝きを取り戻しましょう。

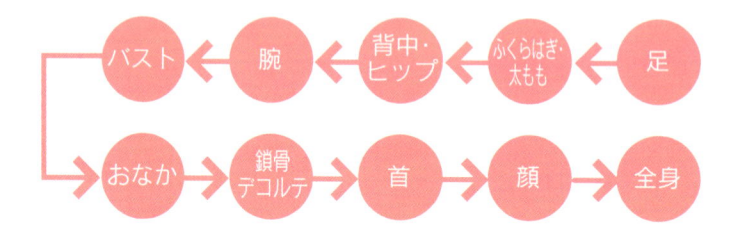

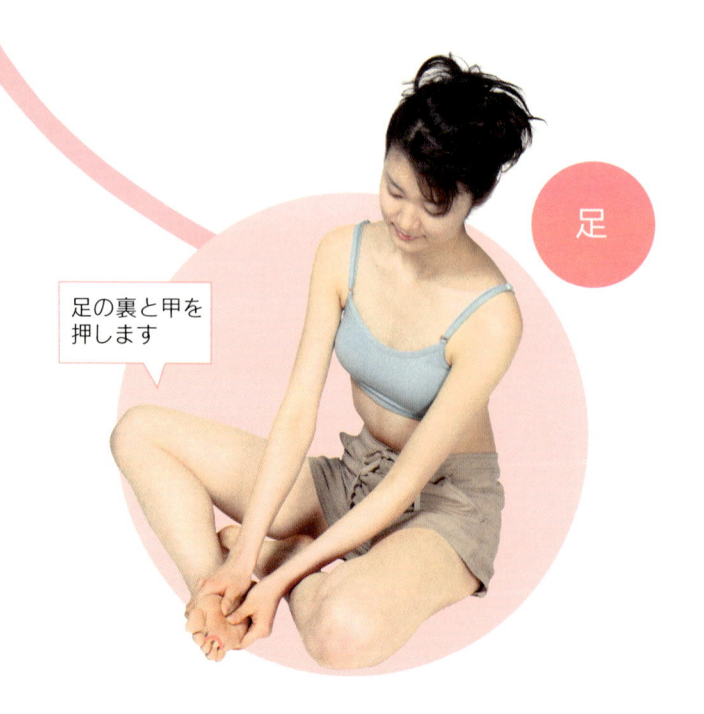

バスト ← 腕 ← 背中・ヒップ ← ふくらはぎ・太もも ← 足
↓
おなか → 鎖骨デコルテ → 首 → 顔 → 全身

デトックスマッサージ全身編

10分

全身をとおしてマッサージを行う場合は「連続再生」を、各パーツ別だけなら「部分別」を選択します。DVDを見ながら行いましょう。

足

足の裏と甲を押します

ふくらはぎ・太もも

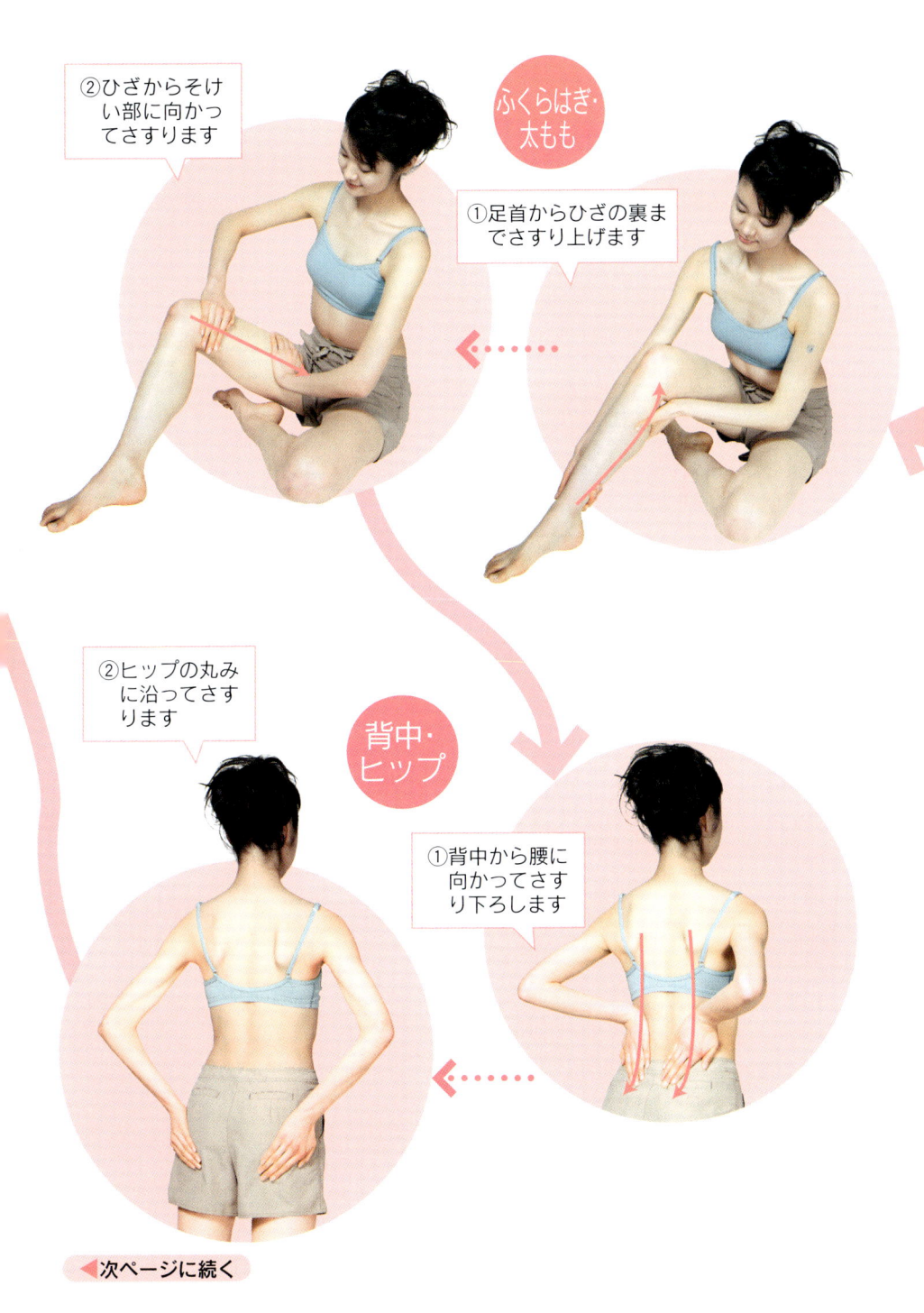

① 足首からひざの裏までさすり上げます

② ひざからそけい部に向かってさすります

背中・ヒップ

① 背中から腰に向かってさすり下ろします

② ヒップの丸みに沿ってさすります

◀ 次ページに続く

Detox Diet **DVDで解説**

全身編

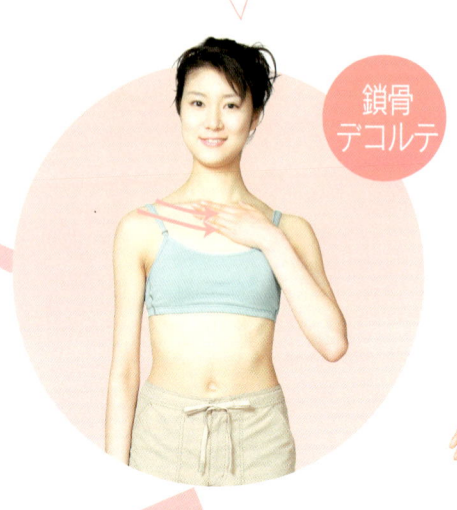

鎖骨デコルテ
鎖骨に沿って、その上下をさすります

腕
腕の内側と外側をさすります

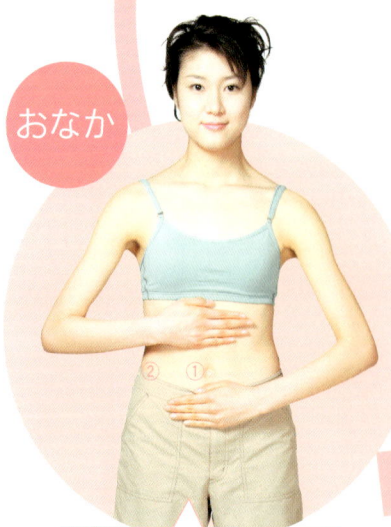

おなか
① おなかの中心をさすり下ろします
② おへそを中心にして、時計回りにさすります

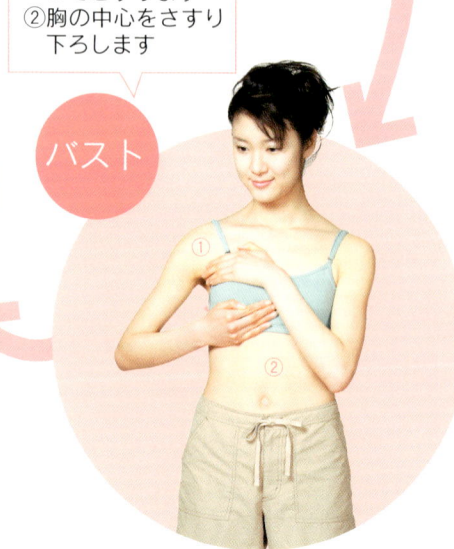

バスト
① バストの丸みに沿ってさすります
② 胸の中心をさすり下ろします

046

全身をたたきます

全身

耳の下に手をあて、肩先に向かってさすります

首

① 両手で顔を包み、こめかみまでさすり上げます
② 額の中心からこめかみまでさすります

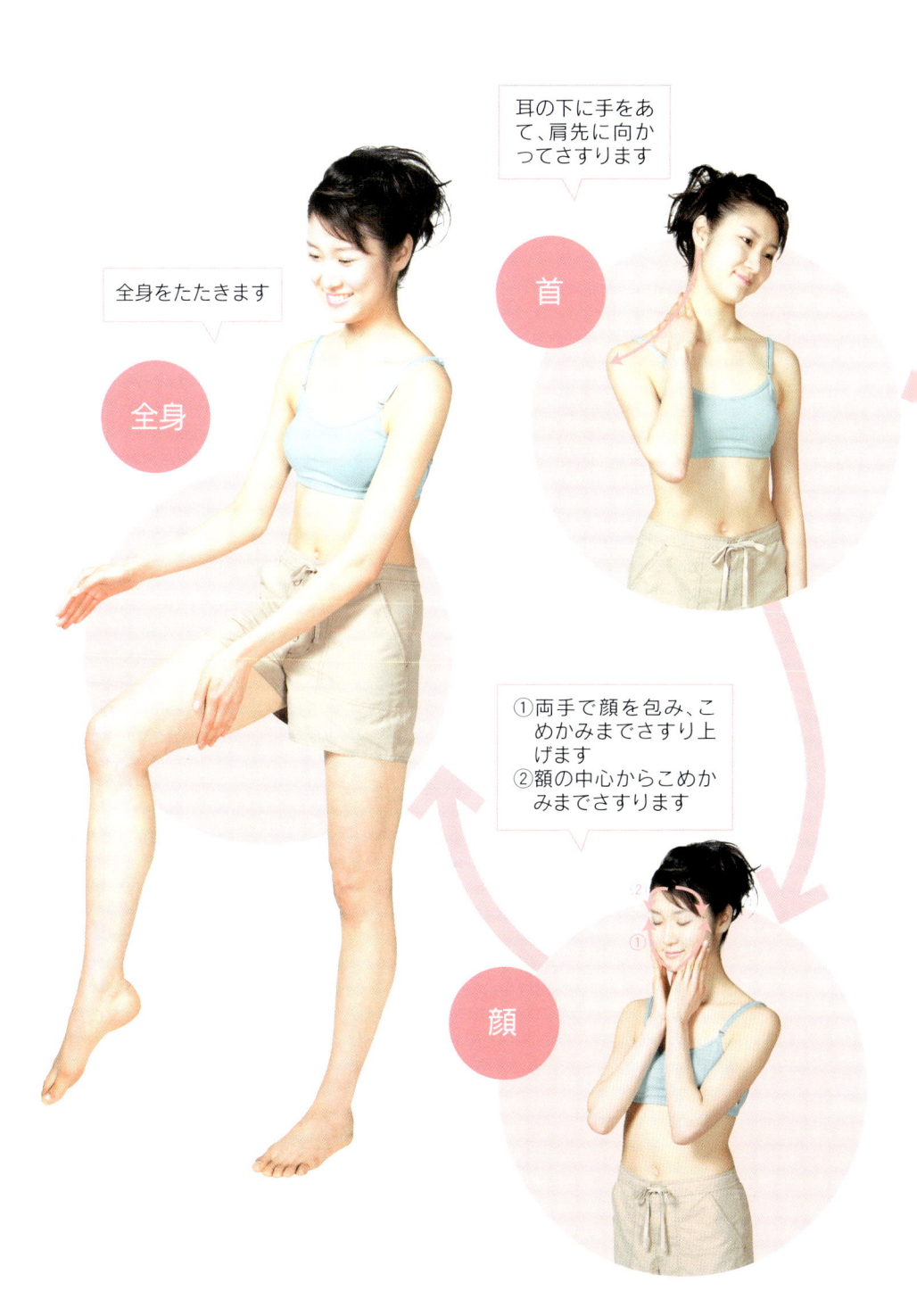

顔

column A

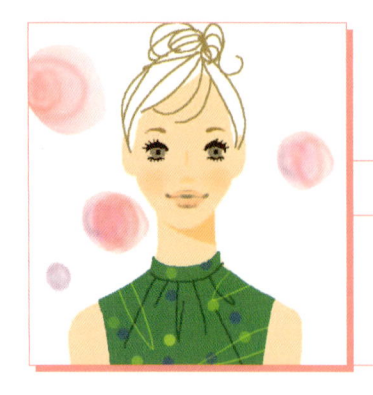

M.Nさん(32歳)の場合

体重ダウンをめざして最初は1週間からスタート

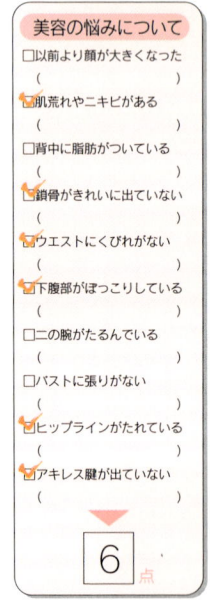

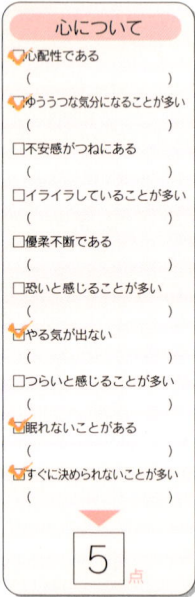

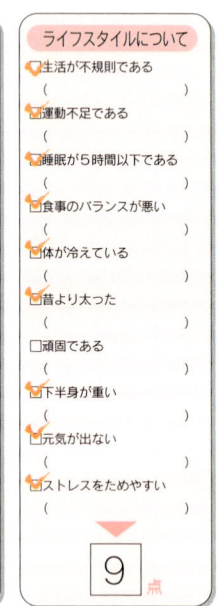

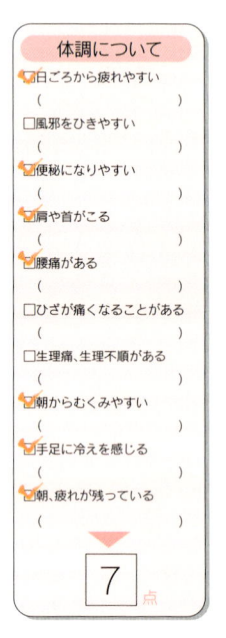

美容の悩みについて
- □ 以前より顔が大きくなった ( )
- ☑ 肌荒れやニキビがある ( )
- □ 背中に脂肪がついている ( )
- ☑ 鎖骨がきれいに出ていない ( )
- ☑ ウエストにくびれがない ( )
- ☑ 下腹部がぽっこりしている ( )
- □ 二の腕がたるんでいる ( )
- □ バストに張りがない ( )
- ☑ ヒップラインがたれている ( )
- ☑ アキレス腱が出ていない ( )

6点

心について
- ☑ 心配性である ( )
- ☑ ゆううつな気分になることが多い ( )
- □ 不安感がつねにある ( )
- □ イライラしていることが多い ( )
- □ 優柔不断である ( )
- □ 恐いと感じることが多い ( )
- ☑ やる気が出ない ( )
- □ つらいと感じることが多い ( )
- ☑ 眠れないことがある ( )
- ☑ すぐに決められないことが多い ( )

5点

ライフスタイルについて
- ☑ 生活が不規則である ( )
- ☑ 運動不足である ( )
- ☑ 睡眠が5時間以下である ( )
- ☑ 食事のバランスが悪い ( )
- ☑ 体が冷えている ( )
- ☑ 昔より太った ( )
- □ 頑固である ( )
- ☑ 下半身が重い ( )
- ☑ 元気が出ない ( )
- ☑ ストレスをためやすい ( )

9点

体調について
- ☑ 日ごろから疲れやすい ( )
- □ 風邪をひきやすい ( )
- ☑ 便秘になりやすい ( )
- ☑ 肩や首がこる ( )
- ☑ 腰痛がある ( )
- □ ひざが痛くなることがある ( )
- □ 生理痛、生理不順がある ( )
- ☑ 朝からむくみやすい ( )
- ☑ 手足に冷えを感じる ( )
- ☑ 朝、疲れが残っている ( )

7点

　体重も体脂肪も標準より多めというM.Nさん。仕事がハードで残業も多いため、睡眠時間が短く、食べられるときにドカ食いをするというメチャクチャな食生活を続けた結果、太ってしまったようです。

　そこで、1週間デトックスマッサージにチャレンジ。1日およそ3分と短時間でできるので、寝る前の時間を利用して行いました。すると、マッサージの気持ちよさでリラックスでき、すぐに眠りにつけるという、うれしい変化が現れたのです。

　気持ちのいいことは続けられるもの。気がついたら2週目も3週目も続いており、ついに1か月をクリアー。体重が3kgも減って大喜びしています。現在も続けています。

Detox Diet

症状別デトックス ダイエット

Physical Detox Diet

肩こり、目の疲れ、だるさ…。
こうした不調を感じるのは
そこに毒素がたまっているからです。
マッサージで毒素を排泄して
つらい症状を改善することで
ダイエット効果も高まります

体調が悪いときはやせにくい？
不調の原因の「毒素」を追い出すことが先決

「がんばっているのに、なかなかやせない」

ちろんのこと、ダイエットも成功しづらくなります。

だから、マッサージで排泄を促すことが大事。

まず、デトックスマッサージを行い、そのあと、その日に一番つらいと思う症状に対するマッサージを行います。翌日も同様。

「デトックスマッサージ＋症状別マッサージ」を毎日行いましょう。

ちょっとした不調と思っていても、その根は意外に深く、ひとつの症状が改善されると、その陰に隠れていた症状が顔を出してきます。だから毎日、一番つらい症状をひとつずつ解消していきましょう。そのうちに、体内の深部の滞りま

不調を感じるのは毒素がたまっている証拠

という人の中には、不調を抱えている人がたくさんいます。肩こり、腰痛、手足の冷えなど、いろいろな悩みがありますが、不調を感じるというのは、その場所の「流れ」が悪くなっているサインです。

触ってみるとわかりますが、その部分が硬くなってこりがあったり、むくんでいたりします。これは、流れが滞ってしまったため、毒素などの不要なものがたまっているのです。これを放ったままにしておくと、不調が改善しないのはも

050

で解消され、やせやすい体に変わっていきます。

症状別マッサージを行ったあとに、ツボ押しを加えると、さらに効果がアップします。

本章では、その症状の特効（よく効く）ツボを1～2点紹介しています。

マッサージを終えたあとに押してみましょう。ツボの位置はできるだけ正確に。押したときに「少し痛いけれど気持ちがいい」と感じる部分を探しましょう。

なお、セルフチェックテスト（18ページ）で、「不調が多い」と結果が出た人は、まず症状別マッサージを行い、ある程度、不調を改善してから、デトックスマッサージを行いましょう。

> マッサージにツボ押しを加えるとさらに効果的

> Point
> ●ツボ押しのやり方
> 親指の腹を使い、3～5秒ゆっくり押し、同様にゆっくり戻す

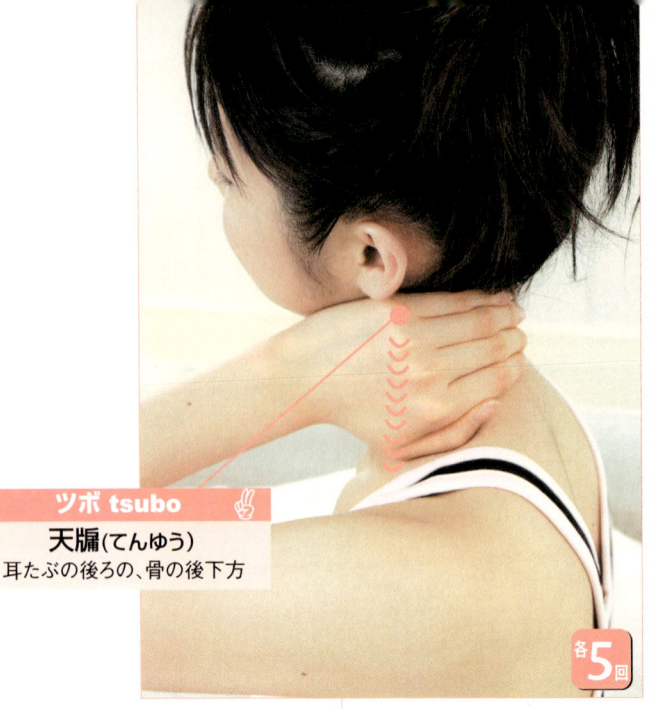

Detox Diet
physical

首こり

ツボ tsubo
天牖（てんゆう）
耳たぶの後ろの、骨の後下方

各5回

3分

長時間、パソコンを見続けるといった頭脳労働の疲れや、日常的なストレスが首に現れます。首のこりは根が深いので、毎日ケアして少しずつ解消していきましょう。

1 手のひらで首を押す
首筋に手のひらをあて、首を傾けながら小指側で押す。反対側も同様に行う。

2 首を2方向にさする
右手は耳下から鎖骨へ、左手は耳下から肩先へ、両手を交互に動かしてさする。反対側も同様に。

各10回

3 鎖骨の上下をさする
4本の指を使い、鎖骨の上を外から内に向かってさする。次に、鎖骨の下をさする。反対側も同様に。

各5回

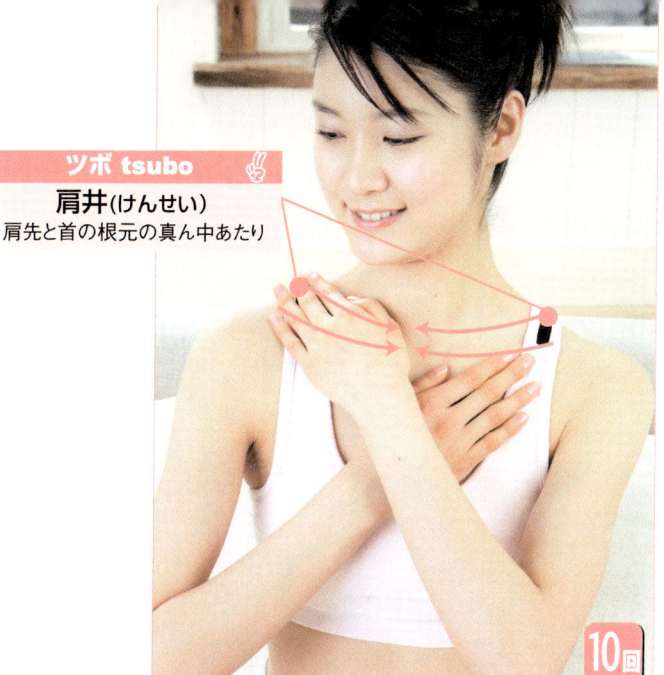

Detox Diet
physical

肩こり

不調を浄化

首こり・肩こり

ツボ tsubo
肩井(けんせい)
肩先と首の根元の真ん中あたり

10回

3分

姿勢の悪さが肩こりの主な原因です。また、自分では肩こりだと思っていても、首こりの場合もあります。首のマッサージも行ってみましょう。

1 両手で交互に肩から鎖骨をさする
両手のひらで、肩から鎖骨にかけて交互にさする。

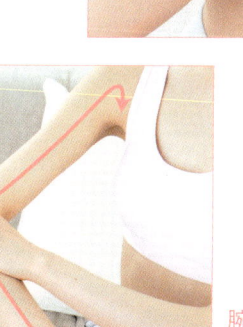

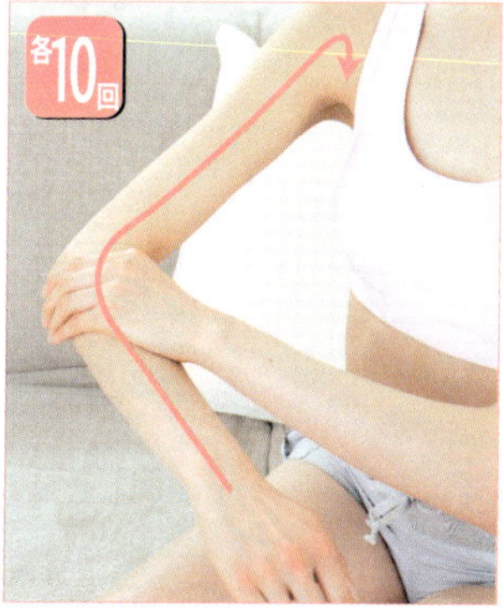

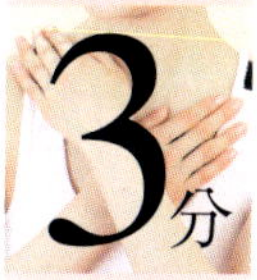

各10回

2 腕の外側をさする
手のひらを使い、腕の外側を手首からわきの下まで、リンパ節に流し込むようにさする。反対側も同様に。

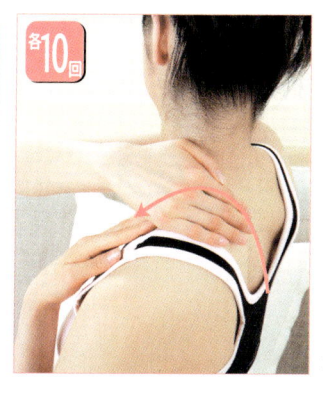

各10回

3 両手で交互に肩をさする
手が届く範囲で、肩甲骨のあたりから手前に向かって、右手で左肩をさする。左右交互に行う。

053 Detox Diet

Detox Diet physical

頭痛

1 親指で脚の外側をさする
脚を握るようにして親指を脚の外側にあて、足首から太ももまで、両手で交互にさする。反対側も同様に。

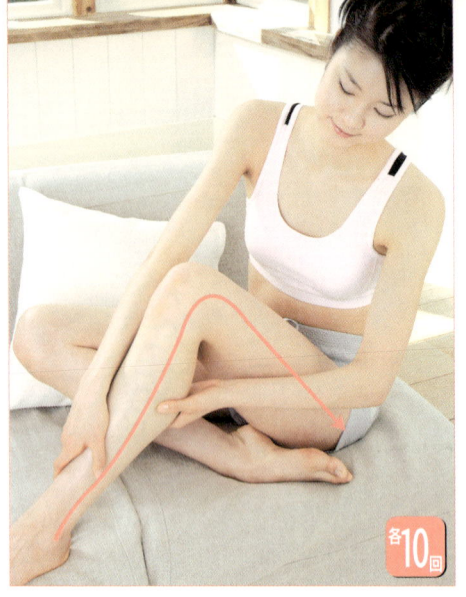

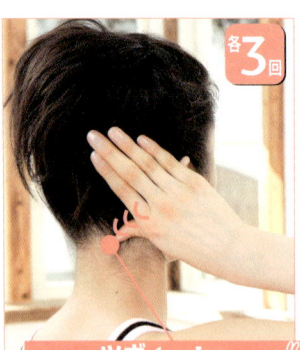

各10回

2 首の後ろを親指で押す
頭の骨の下に親指をあて、頭を後ろに傾けて頭の重みをかけながら押す。反対側も同様に行う。

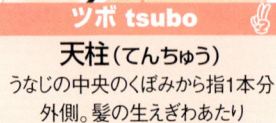

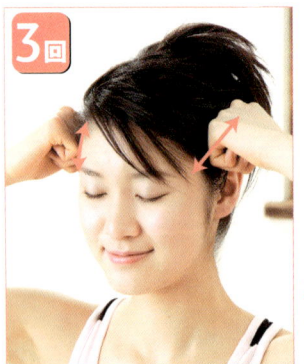

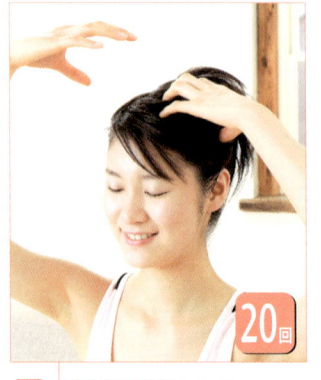

各3回

ツボ tsubo
天柱（てんちゅう）
うなじの中央のくぼみから指1本分外側。髪の生えぎわあたり

3 両手で頭をたたく
指を開いて頭をつまむような感じで、両手で交互にリズミカルにたたく。

20回

4 こぶしでこめかみをさする
両手を軽く握って、こめかみにあて、前後に動かしながらさする。

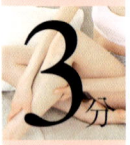

3回

3分

後頭部の頭痛だけでなく、現代ではIT作業などが原因となる偏頭痛も増えています。症状が現れる前に日ごろからマッサージを心がけましょう。痛みがひどい場合は専門家へ。

054

不調を浄化

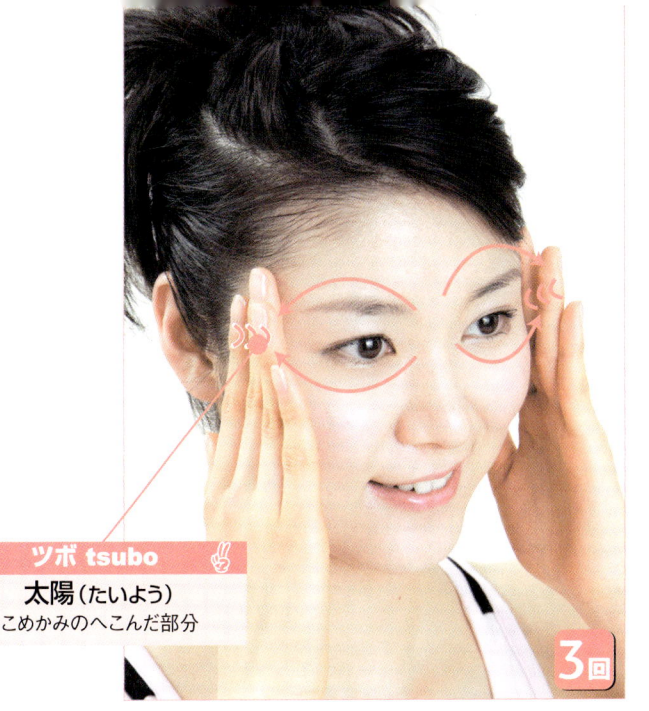

頭痛・目の疲れ

Detox Diet physical

目の疲れ

ツボ tsubo
太陽（たいよう）
こめかみのへこんだ部分

3回

1 目のまわりをさすって押す
両手の人差し指と中指で眉の上をさすって、こめかみを押す。次に、目の下を同様に行う。

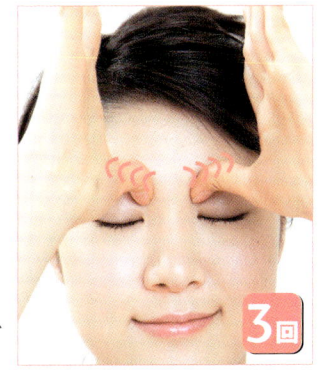

3回

2 親指で目の上のくぼみを押す
両手の親指を目の上の骨の際にあて、内側から外側に向かって押す。

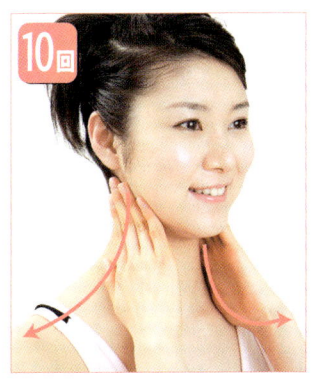

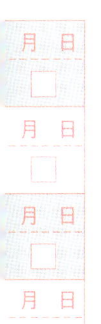

10回

3 4本の指で首をさする
両手の4本の指を耳の下にあて、肩先に向かって左右同時にさする。

3分

仕事やパソコンなどで目を酷使することは、脳の疲れにつながります。目が疲れてきたら無理をせず、こまめにマッサージを行いましょう。

055 Detox Diet

Detox Diet physical

むくみ

3分

全身の流れが悪くなって、水分が滞っている状態です。足は、そけい部に余分な水分を流し込むようにマッサージします。首のマッサージは顔のむくみにも効果的です。

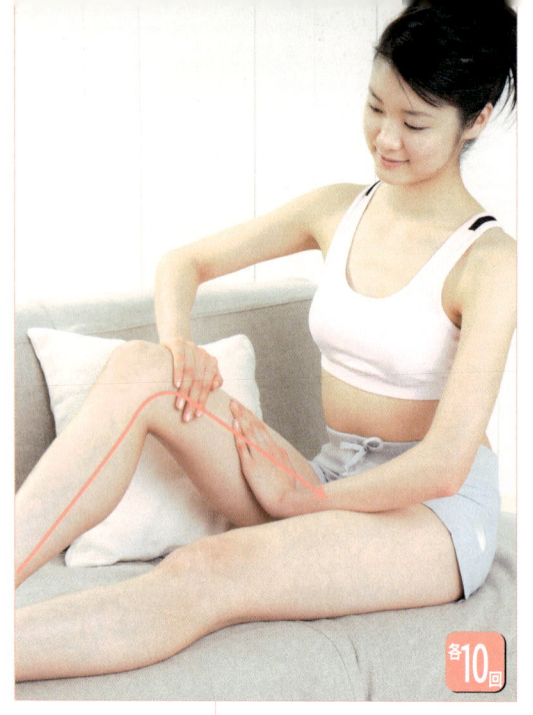

各10回

1 脚の内側をさする
両手のひらを足首の内側にあて、太もものつけ根まで、両手を交互に動かしてさする。反対側も同様に行う。

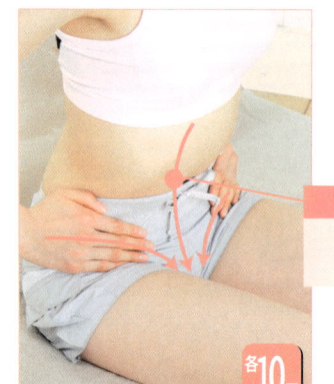

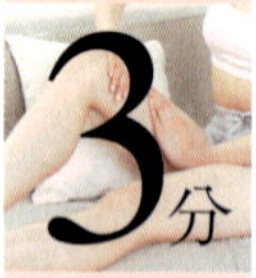

ツボ tsubo
水分（すいぶん）
おへそから指1本分上

各10回

2 おなかとそけい部をさする
両手の4本の指をみぞおちにあて、おなかの中心を上から下へさする。次に、そけい部を外側から内側へさする。

10回

3 首の前面をさする
手のひらをあごの下にあて、鎖骨に向かって両手で交互にさする。

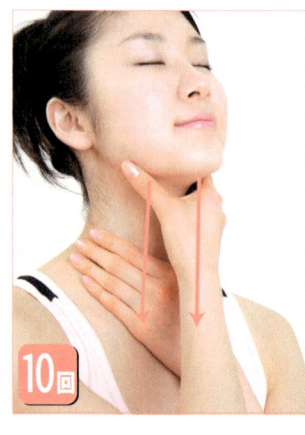

不調を浄化

むくみ・だるさ

Detox Diet
physical

だるさ

1 内側のくるぶしを押す
両手の親指を内側のくるぶしの下にあて、その周辺を押す。反対側も同様に行う。

各1回

2 おなかをさする
みぞおちからそけい部まで、手のひらをあてて、両手で交互にさする。

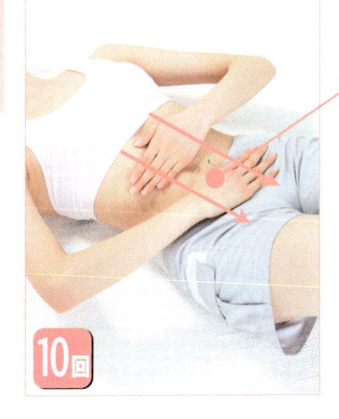

10回

ツボ tsubo
気海（きかい）
おへそから指2本分下

3 首を2方向にさする
4本の指を右耳の下にあて、右手は肩先に、左手は鎖骨に向かって、両手で交互にさする。反対側も同様に。

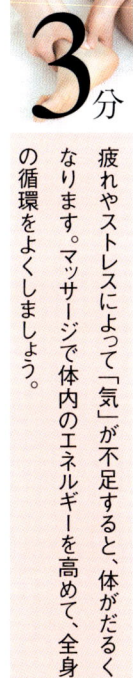

各10回

3分

疲れやストレスによって「気」が不足すると、体がだるくなります。マッサージで体内のエネルギーを高めて、全身の循環をよくしましょう。

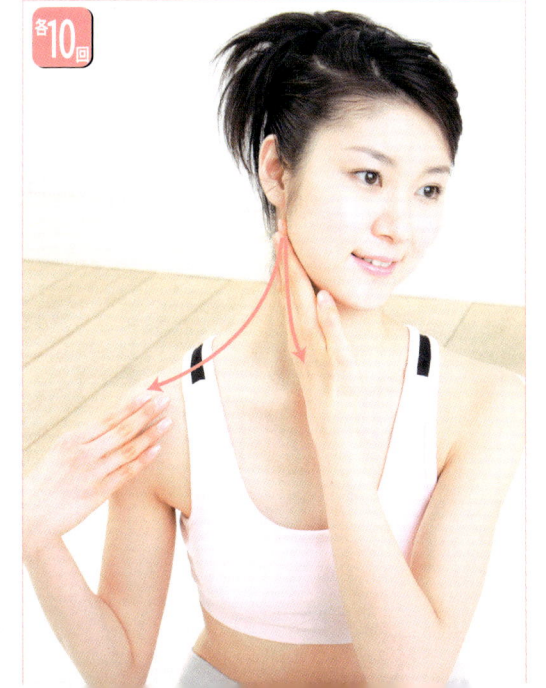

057 Detox Diet

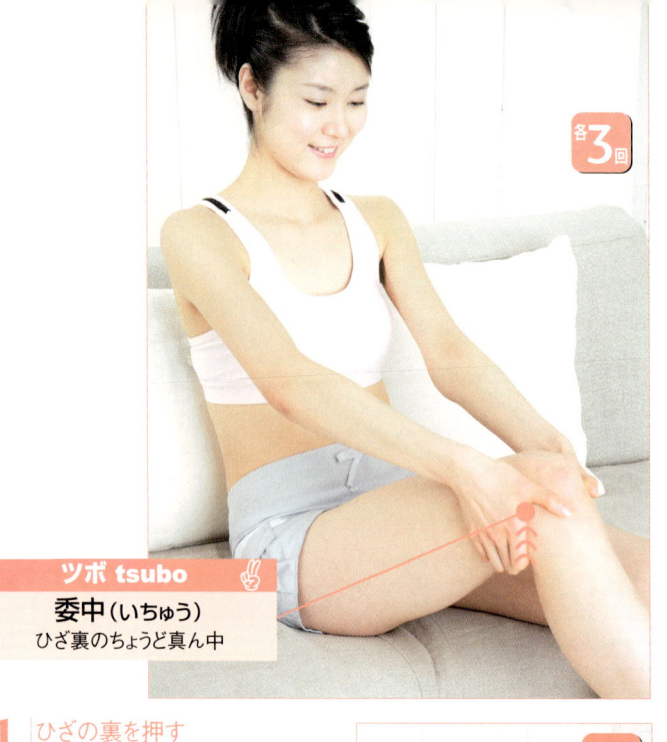

Detox Diet physical

腰痛・ひざ痛

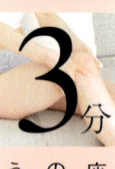

ツボ tsubo
委中（いちゅう）
ひざ裏のちょうど真ん中

各3回

1 ひざの裏を押す
両手でひざを握るようにして4本の指をひざの裏側にあて、体を後ろに倒しながら、指に力を入れる。反対側も同様に行う。

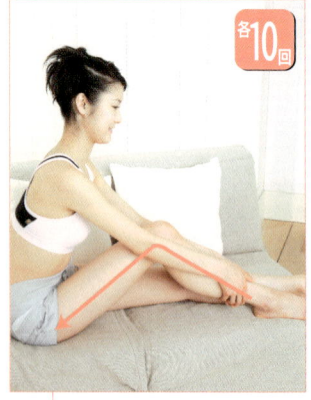

各10回

2 脚の裏側をさする
両手で足首を握るようにして持ち、脚のつけ根まで両手を同時に動かし、両手のひらで脚の裏側をさする。

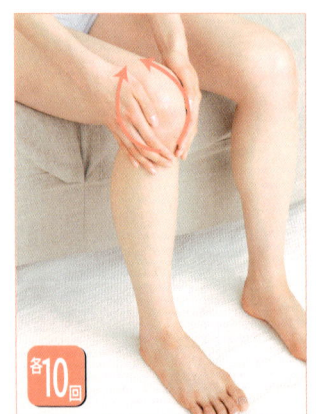

各10回

3 ひざのまわりをさする
両手のひらをひざにあて、下から上へ円を描くように、ひざのまわりをさする。反対側も同様に。

3分

座りっぱなしの仕事や重い荷物の上げ下ろしなど、腰痛の原因はさまざま。脚のマッサージで痛みを軽減しましょう。ひざは患部を温めるようにさすります。

月	日
月	日
月	日
月	日

| 不調を浄化 | Detox Diet physical |

腰痛・ひざ痛・冷え性

冷え性

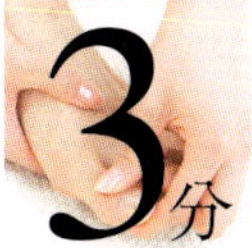

3分

手足の冷えは、全身の機能が低下しているサインです。手足を直接刺激するほか、おなかをマッサージすることで、体内の活力をアップさせましょう。

1 足の指をもむ
足の親指から小指まで1本ずつ、指全体をもみほぐす。反対側も同様に行う。

各1回

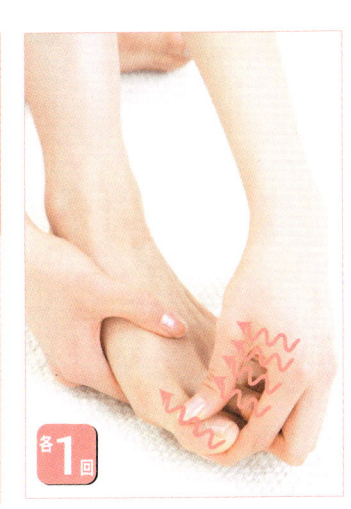

2 手の指をもむ
親指から小指まで1本ずつ、指全体をもみほぐす。反対側も同様に行う。

各1回

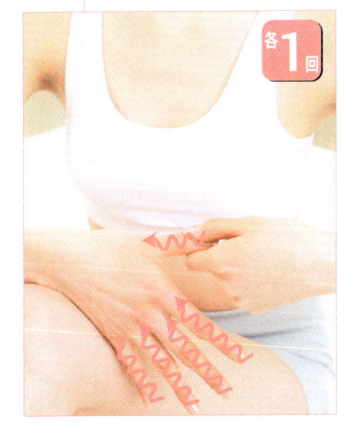

ツボ tsubo
神闕（しんけつ）
おへそのちょうど真ん中

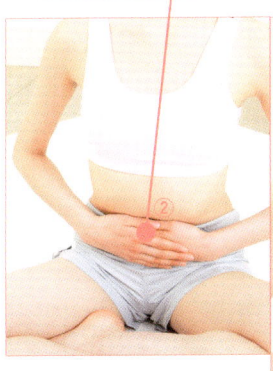

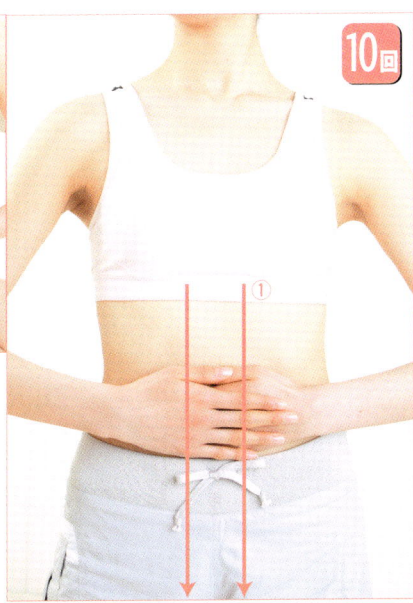

3 おなかを上から下にさする
両手を重ねてみぞおちにあて、上から下へ、そけい部までさする①。最後におへそのツボを押す②。

10回

月	日
月	日
月	日
月	日

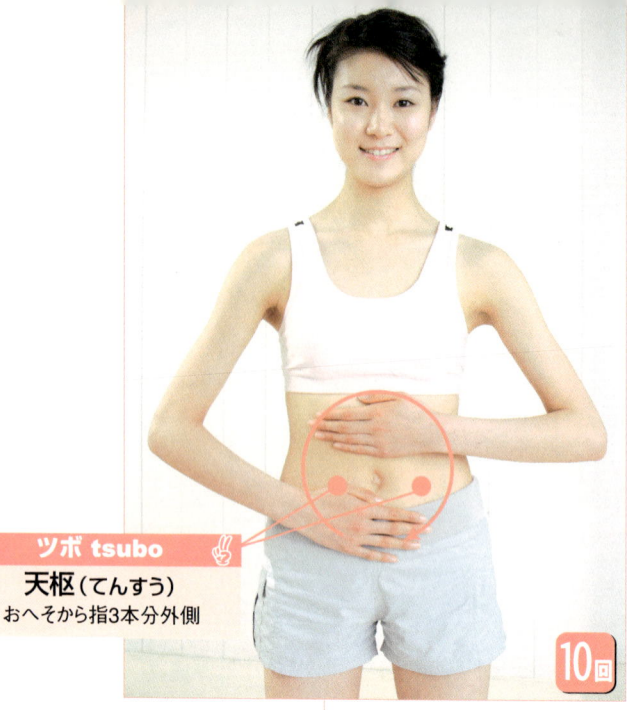

Detox Diet physical

便秘

便がたまっていると、体内の老廃物や毒素の排泄も滞り、肥満や肌のトラブルなどを引き起こします。便秘を改善して、デトックスをスムーズにしましょう。

3分

ツボ tsubo
天枢（てんすう）
おへそから指3本分外側

10回

1 おなかをさする
おへそを中心に、時計回りに円を描くように、両手を同時に動かして手のひらでさする。

2 腕の外側をさする
手首からわきの下まで、4本の指で腕の外側をさする。反対側も同様に。

各10回

3 背中から腰をさする
両手の親指をできるだけ背中の高い位置にあて、背中から腰までさする。

10回

不調を浄化
便秘・生理痛・生理不順

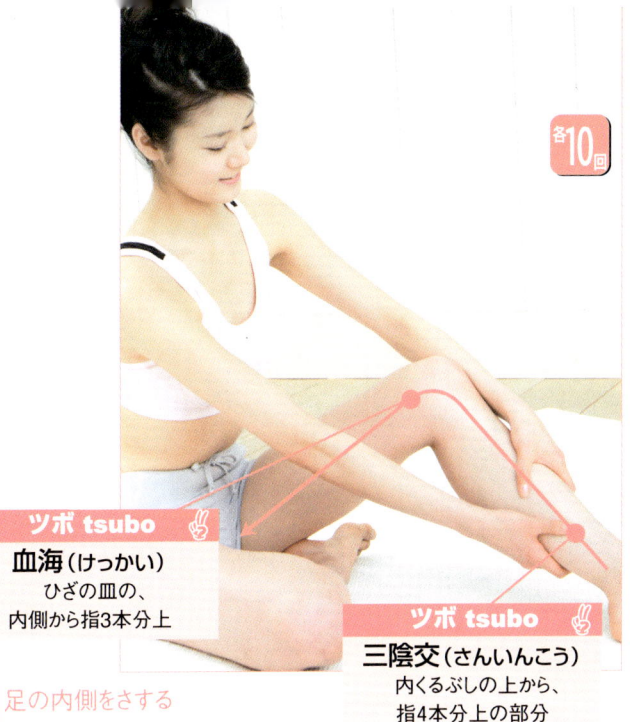

Detox Diet physical

生理痛・生理不順

3分

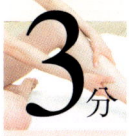

婦人科系の経絡やツボを刺激して、「血」の流れをよくします。生理痛を軽減したいときは、生理が始まる2〜3日前からマッサージしましょう。

各10回

ツボ tsubo ✌
血海（けっかい）
ひざの皿の、内側から指3本分上

ツボ tsubo ✌
三陰交（さんいんこう）
内くるぶしの上から、指4本分上の部分

1 足の内側をさする
両手で握るように足首を持ち、親指で脚の内側を太もものつけ根までさする。反対側も同様に行う。

2 そけい部をさする
両手の4本の指をそけい部にあて、外側から内側に向かって左右同時にさする。

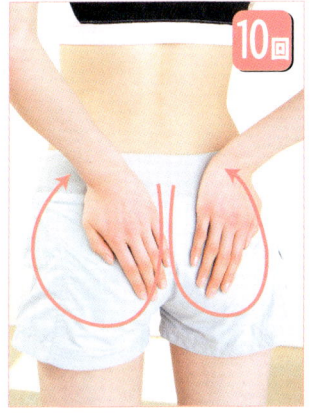

10回

10回

3 手のひらでおしりをさする
両手のひらをおしりの上部にあて、上から下に向かってヒップラインに沿って、左右同時にさする。

月	日
月	日
月	日
月	日

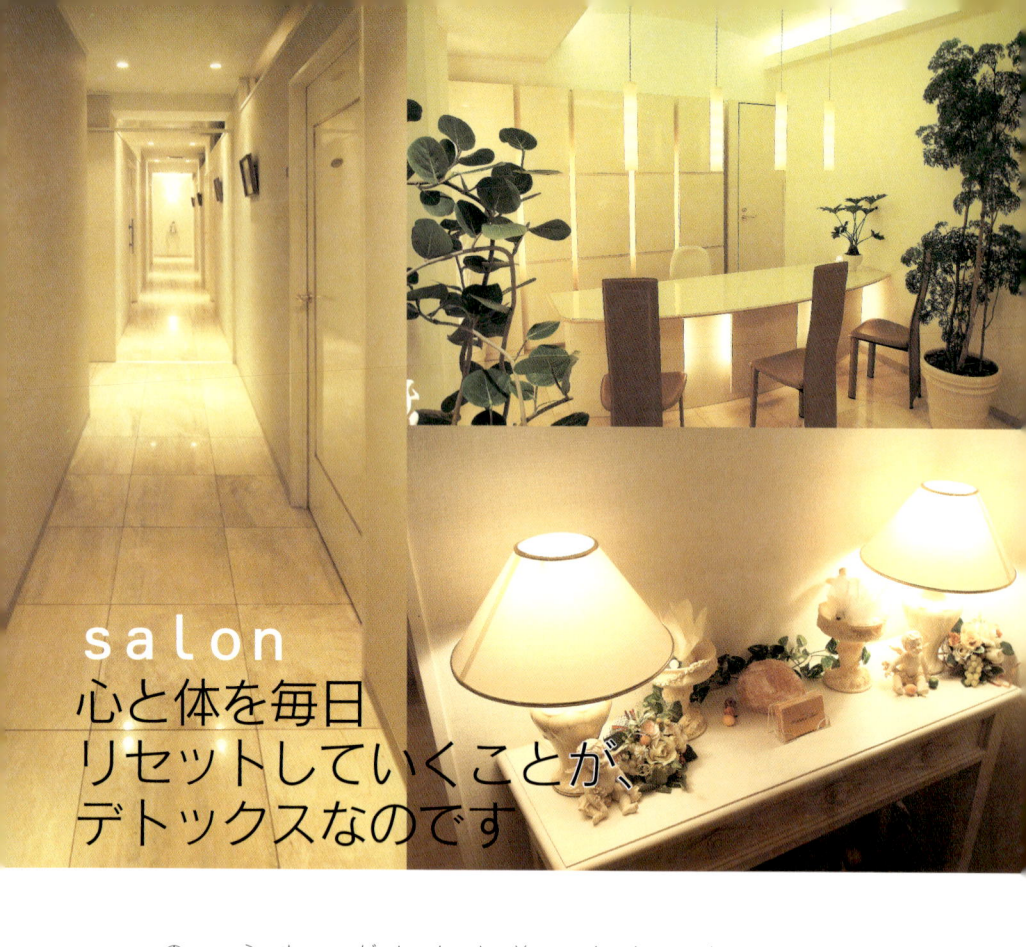

salon
心と体を毎日リセットしていくことが、デトックスなのです

「太ってきたこと」それは、体のSOS！

私たちの治療院には、日々いろいろな悩みを持って来院される方が多くいます。こりやむくみ、疲れなどの症状から、肥満や重い病気の方までさまざまですが、こういった方々に共通しているのが、不調を感じるようになってから「太ってきた」ということです。

体のSOSのサインは、症状として出る前に、必ず美容面のトラブルとして現れてきます。ニキビができたり、肌がくすんだり、目元のクマが濃くなったりなど、ちょっとしたサインは体の中からのSOSとして、つねに発信されています。健康面で不調や病気が出てからでは、本当は遅いのです。

慢性化した病気の改善は、プロでも時間がかかりますが、いま、気づいた美容面のトラブルのレベルなら、セルフケアでもすぐに効果が期待できるのです。いつも元気で、きれいでいるためには、つねに自分の体の変化に関心を持つことが大切なのです。

062

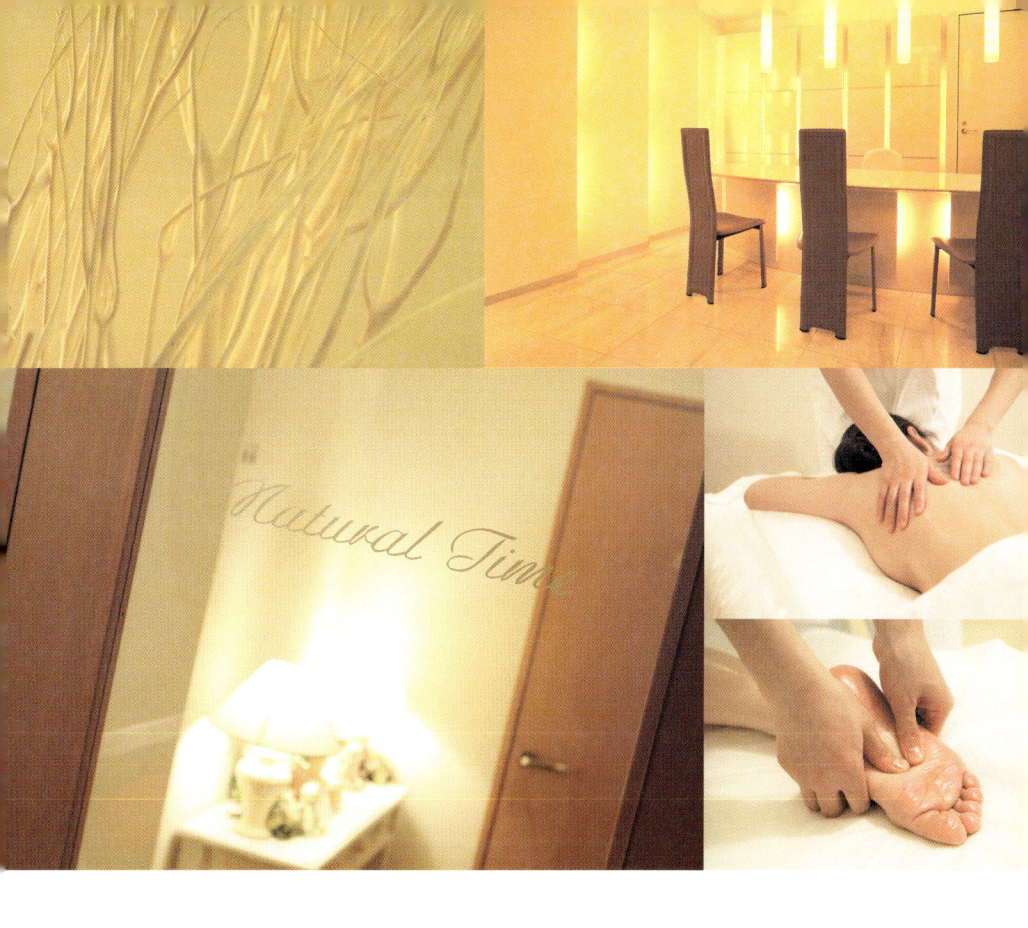

「日々の無駄をなくしていくこと」が、本当のダイエットにつながる

体の不調は、心の表れでもあります。たいていの方は、太ってきた時点で以前より、さまざまな「無駄」が増えています。でも、その渦中にいる方は気づきません。私たちの治療院に来られる患者さんも、最初は自信を持って頑固に「無駄なんかない」と答えられる方もいます。それもそのはず。自分にとっての無駄はありません。しかし、いまの自分から変わる必要があれば、第三者の目で客観的に生活や行動、時間、食事、考え方などのマイナス点を見つめ直すことが大事です。いまより広い視野を持つことは、いまとは違う努力をし、その人の器や範囲を超えていかないかぎりは難しいのです。限りある時間の中で、いかに充実した毎日を送るかは、この視野の持ち方しだいです。ここで私の言う「無駄」とは、あとでストレスやマイナスに働く時間のこと。たとえば、せっかくのお休みの日に、一日中どうすることもできないことで悩んでいたり、ダイエット中にお菓子を食べすぎたりといったことなど。目標の自分に変わるためには、その方向に向かって、プラスの行動をしていくことが大切なのです。

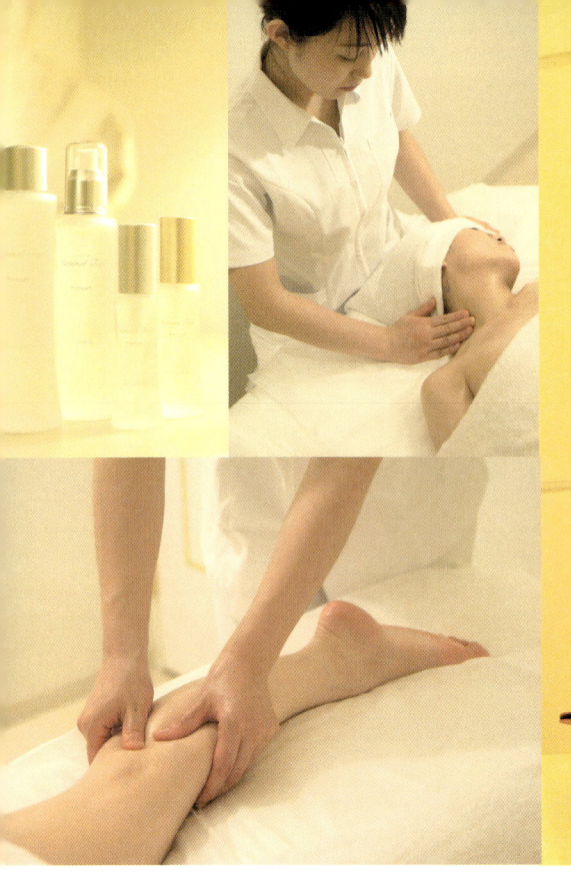

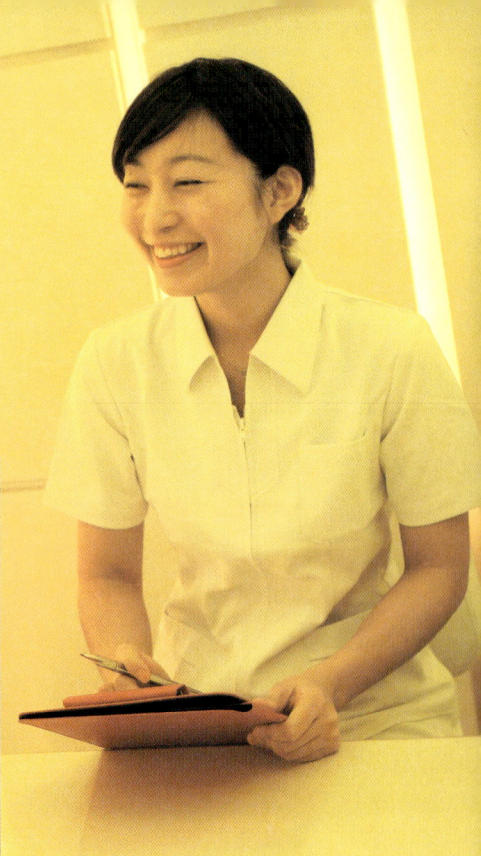

「いつもニュートラルで
自分の枠を決めないこと」
それが"キレイ"の原点

とはいえ、いろいろと考えたり、心配したり、不安になったりと、女性は人生の変化があるだけに、自分自身にベクトルが向いている時間が多いように思います。
そして、自分自身の定義や枠を決めている人が病気になっています。「自分のこと」を考えるのは重要なことですが、自分中心になっていると、「詰まって」病気になってしまうようです。

治療中にいろいろなお話をしていると、自分の価値観と法則に縛られ、自分自身を苦しめて、心身ともに滞っていることがよくわかります。第三者の私の立場から、ひとつひとつのことに対してお話をし、一緒に解決していきます。マッサージ治療とともに体もほぐれ、気持ちが軽くなり、滞りがとれて素直になれたとき、心も体も自然に変わってくるのです。自分自身の枠を決めている時点で、心も体も硬くなってしまいます。
つねに、心身ともに、デトックスされたニュートラルな状態にしておくこと、それが"キレイ"の原点なのです。

Detox Diet

メンタル デトックス ダイエット

Mental Detox Diet

ストレスがたまっていたり、
イライラした心のまま
マッサージしたりしても効果は半減です。
そんなときは、心にもデトックスが必要。
まず心の「こり」をほぐすことから
始めませんか?

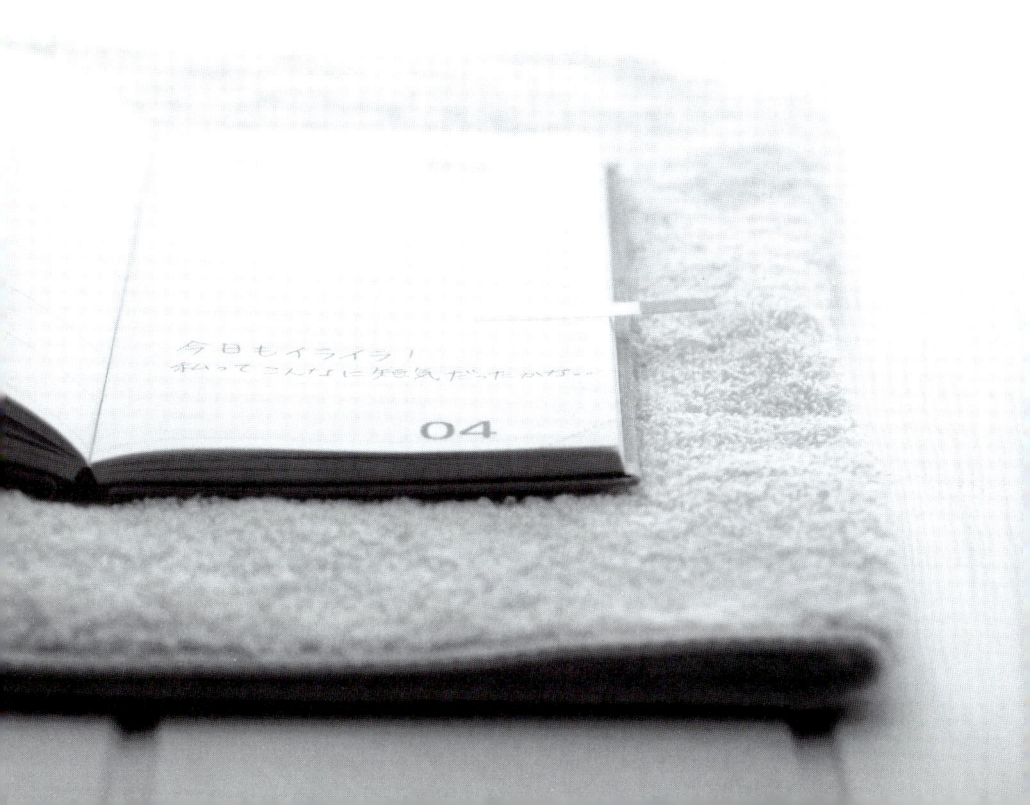

幸せのエネルギーで満たされると自然に、やせ始めます

"ストレス社会"といわれている現代では、ストレスを抱えたまま生活している女性も多く、職場での悩みもいろいろとつきまといます。

過度なストレスはダイエットのじゃまをする大敵で、心をネガティブにするため、いくらがんばってマッサージをしてもやせられません。それどころか、マッサージをする気力すらおきないという人もいます。

一流のモデルや女優など、セレブと呼ばれる人たちがなぜ美しいのかというと、高価なものを身につけているからだけではありません。心が幸せで満たされているから顔が輝き、ダイエットもうまくいって、つねにスリムな体でいられるのです。だから、マッサージも明るい前向きな気持ちで行うことが大事。マッサージの効果が倍増するだけでなく、その人が本来持っている美しさが輝き始めるのです。

セレブがきれいなのには理由があります

だれでも経験があると思いますが、落ち込んでいる気持ちを明るくしようとがんばってみても、意思の力ではどうにもなりません。でも、

「体」からのアプローチで気持ちを切り替えて

066

ちょっとストレッチをして体を動かしてみるだけで、不思議と気分が明るくなり、元気が出てくるものです。心の「こり」をほぐすには、「体」からのアプローチが効果的なのです。

本章では、イライラしていたり、クヨクヨしていたり、どうも気分が晴れないというときに効くツボとマッサージを紹介しています。デトックスダイエットを始める前に、まず心のデトックスを行いましょう。

また、職場や外出先などで、ストレスを感じたときや気分を切り替えたいときに、ツボを押してみてください。いつでもどこでも、心の「こり」をほぐすことができます。

Detox Diet mental

悩み ① 怒りっぽく、イライラする

職場で同僚に注意をしたらいい合いになって、落ち込んで彼とのデートに向かったら、些細なことで彼ともケンカをしてしまった――。

あっちでもこっちでも人とぶつかってしまうという、こんな日は、あなた自身がイライラしているのではありませんか？　普通に話しているつもりでも、ついケンカ腰になってしまい、相手が突っかかってくると、すぐに怒りが爆発してしまう。こういう状態は、東洋医学でいうと「肝」が病んでいるのです。

「肝」は「将軍の官」といわれ、決断力や勇気にたけた将軍にたとえられます。「肝心要」の言葉があるように、「肝」の強い人は、組織の中では要となって出世していくタイプです。ところが、血のめぐりが滞って流れが悪くなると、つねにイライラして、怒りっぽくなり、周囲の人間と衝突してしまいます。

自分をコントロールできないと感じたら、無理に心を鎮めようとせず、ゆったりとした音楽でも聴きながら、肝経をマッサージしてみましょう。また、肝経にある「太衝（たいしょう）」という足のツボを押すのも効果的です。何も考えず、マッサージやツボの刺激に気持ちを向けて行っていると、怒りやイライラが自然に浄化されていくのを感じるでしょう。

自分をコントロールできない日は肝経をマッサージする

068

精神を浄化

怒りっぽく、イライラする

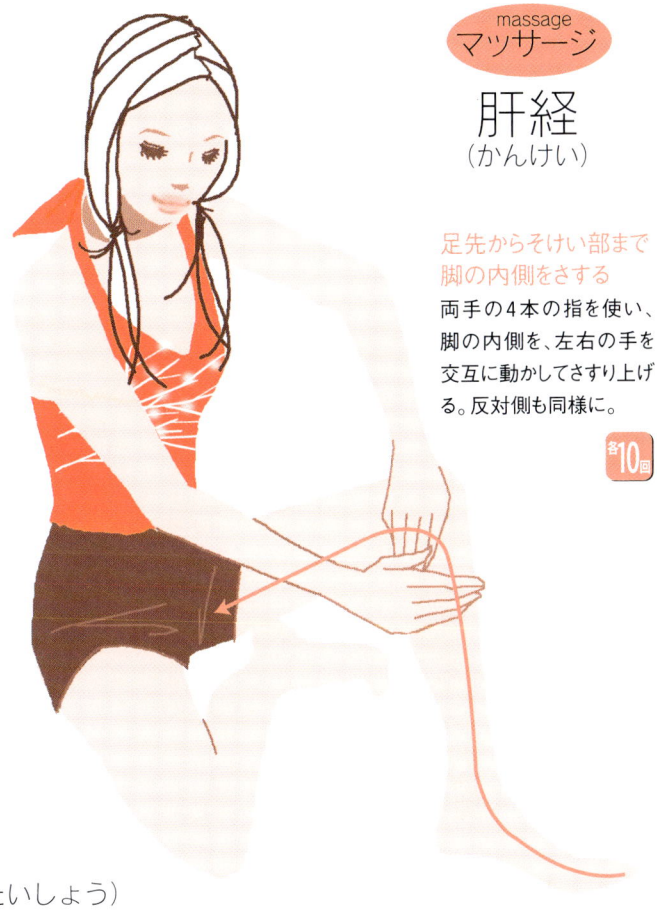

massage
マッサージ

肝経
（かんけい）

足先からそけい部まで
脚の内側をさする
両手の4本の指を使い、脚の内側を、左右の手を交互に動かしてさすり上げる。反対側も同様に。

各10回

tsubo ツボ 太衝（たいしょう）

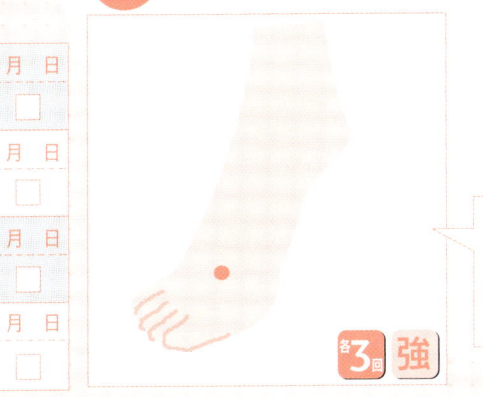

両手の親指をツボの上に重ね
体重をかけて押す

ツボの位置　親指と人差し指の間を足首側にさすり、止まったところ

各3回 強

Detox Diet mental

悩み2 不安感がある

心配性といわれる人がいます。がんばって仕事をしているのに「うまくいくかどうか」と不安に思ったり、めまいがすると「大変な病気かも…」と心配したり、人間関係においても「ああ言ってしまったけど、悪く思われないかしら」と心配するといった具合です。

普通の人にとってはさほど気にならないことを、「心配、心配」と口癖のように不安がっているのは、心包経が病んでいるサインです。

「心包」は、五行では「火」に属し、火の中でも「相火（そうか）」といわれ、「君火（くんか）」といわれる心を包んで保護しています。そのため心との関係が深く、これが病むと、ストレスに弱くなり、すぐに不安感がめばえてしまいます、すべてをマイナス志向で考えてしまう、気持ちを切り替えようと思っても不安感がぬぐえないというときは、心にたまっているストレスを浄化することが必要です。それには、心包経のマッサージや「内関（ないかん）」といったツボの刺激が効果的です。マッサージやツボ押しをしていくことで、気持ちが明るくなってくるのを感じるでしょう。

また、電車に乗ったり、人混みに出たりすると、不安感におそわれるという人がいます。そんなときは、ツボを押してみましょう。

「心配」が口癖の人はストレスに弱いタイプ

070

精神を浄化

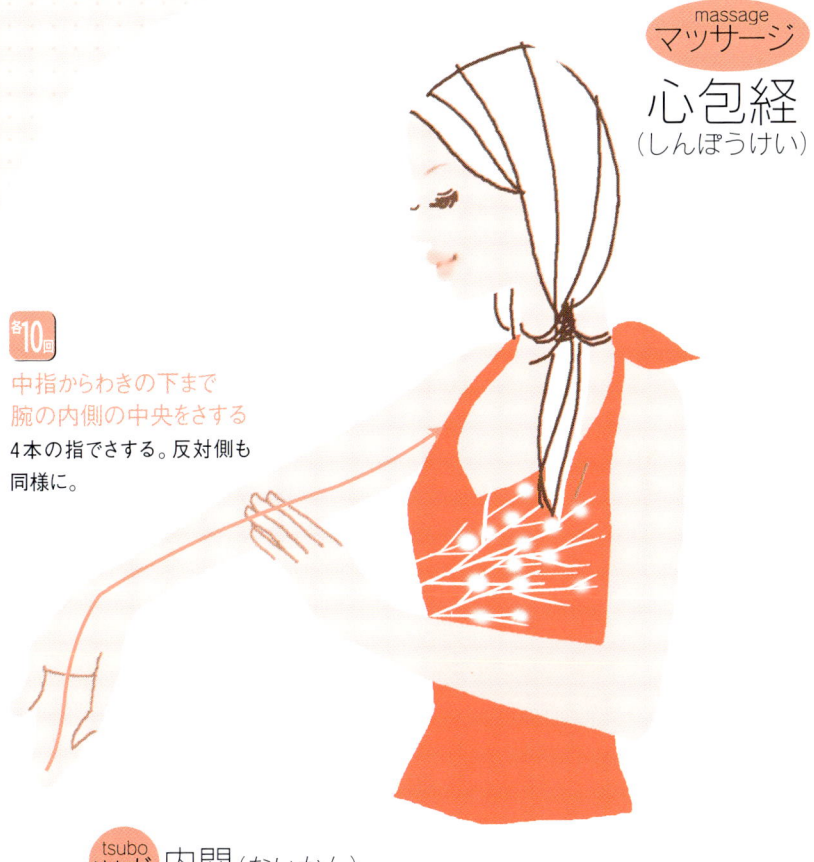

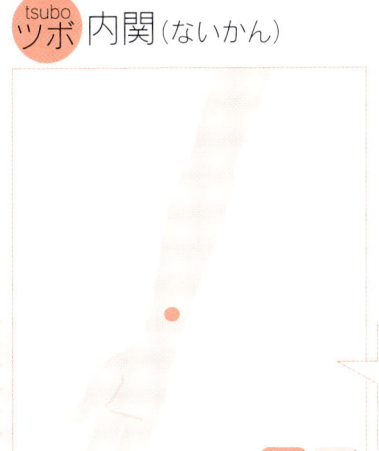

不安感がある

massage
心包経
（しんぽうけい）

各10回

中指からわきの下まで
腕の内側の中央をさする

4本の指でさする。反対側も
同様に。

tsubo
ツボ 内関（ないかん）

各3回 強

手首を握るようにして
親指でゆっくりと押す

ツボの位置　手首の内側
の中央から、ひじに向かって
指3本分上のところ

Detox Diet mental

悩み 3 眠れない

仕事で「明日が勝負」という日の前の晩とか、大きいミスをしでかして落ち込んでいる日の夜とか、気にかかることがあって考え事をしていると、なかなか眠れないものです。しかし、心身ともに健康な人であれば、次の日にはぐっすりと眠れるはず。

ところが、毎晩のように眠れなくてつらいという人は、かなりのストレスがたまっていると考えられます。過度のストレスから解放されないのです。または、疲れすぎから、心身ともにエネルギーが不足し、眠れなくなっている場合もあります。

そんなときは、心のデトックスが必要です。精神の中枢をつかさどる「心」が病んでいるので、心が不安定になり、不眠に陥ったりするのです。「心」は「君主の官」といわれ、精神・意識・思考活動を行っています。眠れないときは、無理に眠ろうとせず、心経は、わきの下から小指に至る経絡で

ストレスが過度になると緊張から解放されず、不眠に

心経をマッサージしたり、「神門（しんもん）」というツボを押したりして、気分を変えてみるといいでしょう。心経の滞りが解消されて流れがよくなると心が軽くなり、やる気が出てきます。明日への希望を胸に、ぐっすり眠りましょう。

072

精神を浄化

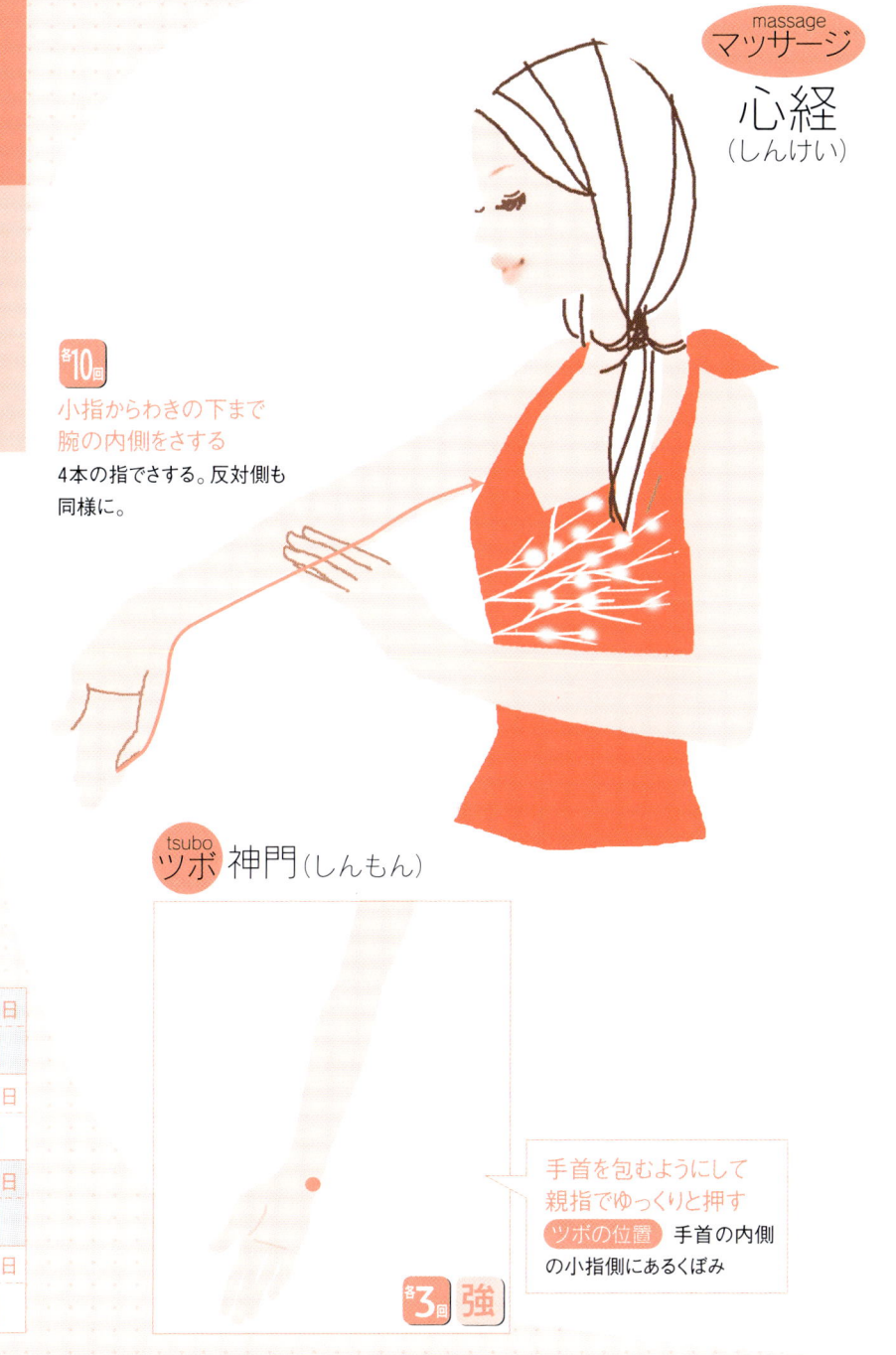

眠れない

massage
マッサージ 心経（しんけい）

各10回

小指からわきの下まで
腕の内側をさする

4本の指でさする。反対側も
同様に。

tsubo
ツボ 神門（しんもん）

手首を包むようにして
親指でゆっくりと押す

ツボの位置 手首の内側
の小指側にあるくぼみ

各3回 強

Detox Diet mental
悩み 4 思い悩んでしまう

レストランでメニューを決めるときもずっと悩み続けていたり、自分のことなのに「何にしたらいい?」なんて友達に尋ねてしまったりして、なかなか決断できない人がいます。いつも些細なことでクヨクヨと思い悩んでいるので、無意識のうちに、ため息をついていたり、人から「暗い」などと言われたりすることもあります。

会社では、中間管理職に多いタイプで、上司と部下の間にはさまれて、優柔不断で、つねにいろいろな悩みを抱えています。

こういう状態に陥っているときは、胃腸が弱っていることがよくあります。消化や吸収をつかさどる脾経が病んでいるのです。

クヨクヨ悩むときは胃腸が弱っているサイン

「脾」は「倉廩の官」といわれ、食物から得た栄養を全身に与えています。脾経の流れが悪くなると、甘いものを食べすぎたり、むくんだように太ったりすることがあり、ダイエット面でも問題が生じる場合があります。脚の内側をマッサージしたり、「三陰交（さんいんこう）」のツボを押したりしてみましょう。脾経は婦人科系との関連も深いので、マッサージやツボ押しで痛みを感じる人は、生理不順や生理痛があるかもしれません。脾経の流れがよくなると、メンタル面だけでなく、胃腸や婦人科系の不調も改善されるはずです。

精神を浄化

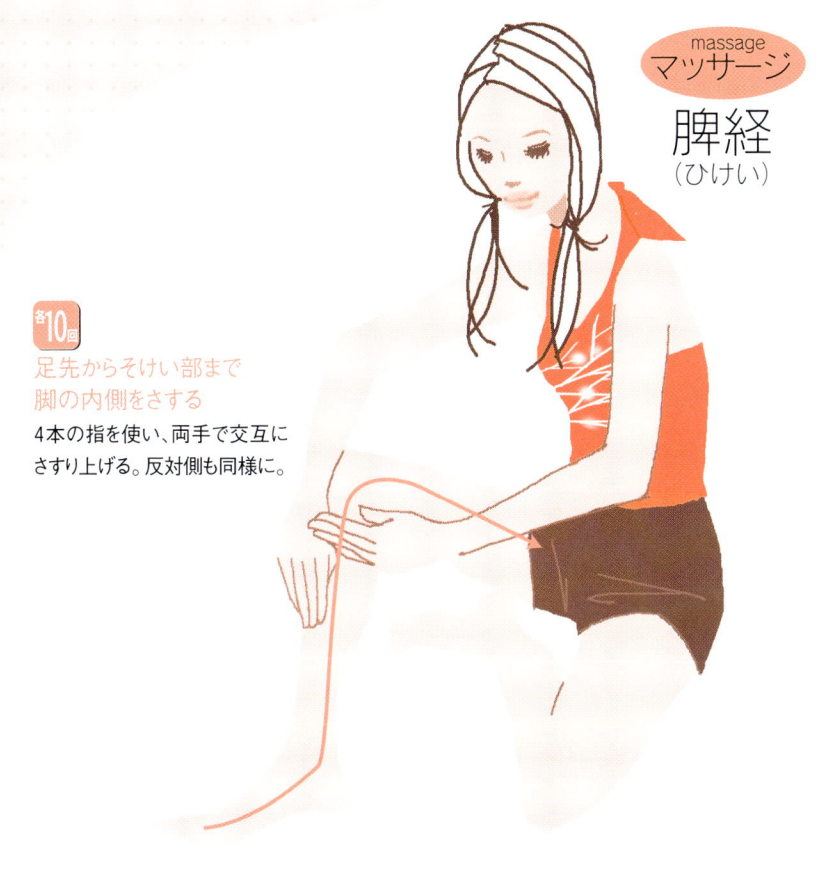

思い悩んでしまう

massage
マッサージ
脾経（ひけい）

各10回
足先からそけい部まで
脚の内側をさする
4本の指を使い、両手で交互に
さすり上げる。反対側も同様に。

tsubo
ツボ 三陰交（さんいんこう）

各3回 **強**

両手で脚を包み、両手の親指を
ツボの上に重ねて押す
ツボの位置 内くるぶしの上から、
指4本分上のところ

075 Detox Diet

Detox Diet mental

悩み5 悲しくなる

仕事でミスをして上司に怒られたり、友達とケンカをしていい合いになったりしたときなどに、悔しさや反発、イライラといった攻撃的な感情がわかず、悲しくなって泣きたくなることがあります。または理由もないのに、ふと寂しさを感じて、人恋しくなることもあります。

こういう感情はだれにでもあるものですが、その傾向が強い場合、肺経が病んでいることがあります。また、もともと肺経が弱い人もいます。どちらかというと肺経が弱い人は、色白で、体が弱く、精神的にもデリケートでもろいタイプです。一匹狼のような生き方をする人も多く、集団生活が苦手だったり、会社勤めをしている場合は、人間関係

で苦労したりするケースがみられます。

「肺」は「相傳の官（そうふ）」といわれ、全身の気を調節しています。ここが弱っていると、喘息などの呼吸器疾患が現れることがあるので注意しましょう。

また肺経は、皮膚との関連も深いので、美肌のためにはケアを欠かせない経絡です。

悲しくて心細いときは、明るい音楽でも聴きながら心のデトックスを行いましょう。肺経をマッサージしたり「太淵（たいえん）」というツボを押したりすることで、悲観的にならず前向きに、元気を取り戻せるはずです。

悲しいときは、肺経のマッサージで心のデトックス

076

精神を浄化

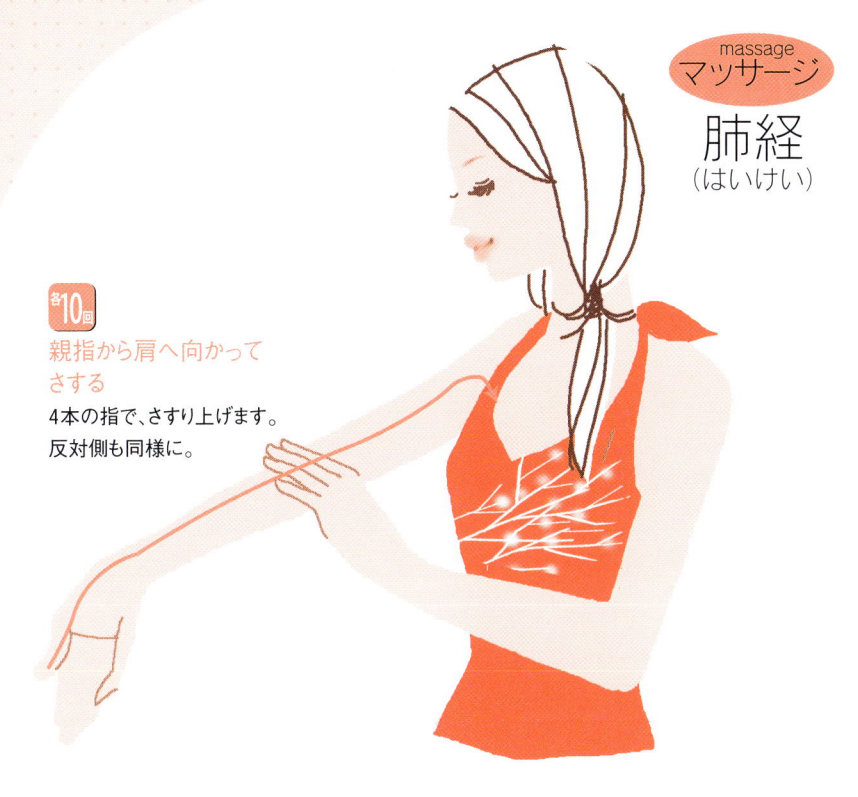

悲しくなる

massage マッサージ
肺経（はいけい）

各10回
親指から肩へ向かってさする

4本の指で、さすり上げます。
反対側も同様に。

ツボ tsubo 太淵（たいえん）

手首を握るようにして
親指でゆっくりと押す

ツボの位置 手首を内側に曲げたときにできる横ジワの、親指側の端のところ

各3回 強

077 Detox Diet

Detox Diet mental
悩み ❻ 驚いたり、恐がる

人の顔色を見てビクビクしたり、ちょっとした物音に飛び上がって驚いたり、新しいことにチャレンジするのが恐くなったりすることがあります。いわゆる元気が不足している状態で、自分で自分のことを情けなく思ったりもするでしょう。

これは、腎経が病んでいて、生気、つまり生きるために必要なエネルギーが不足している状態です。

「腎」は「作強の官」といわれ、根気のいる細かい作業に力を与える役割を担っています。もともと腎経が弱く、引っ込み思案という人もいますが、活発で、バリバリと働くバイタリティーのある人が、腎経が病んでいるために、急に気弱になったりすることがあります。また、「腎」のエネルギーは加齢とともに不足していくので、白髪や腰痛といった老化とも密接に関係しています。

最近、ビクビクするようになった、やる気がなくなったと感じたら、すぐに腎経のマッサージを行いましょう。足にある「太谿（たいけい）」のツボも効果的です。マッサージやツボ押しによって、腎経の流れがよくなると、体の中に生命のエネルギーが満ちてきて、やる気が出てくるでしょう。新しいことにチャレンジする勇気もわいてきて、見た目もイキイキと明るくなるはずです。

生気が不足すると、ビクビクして、やる気がなくなる

精神を浄化　驚いたり、恐がる

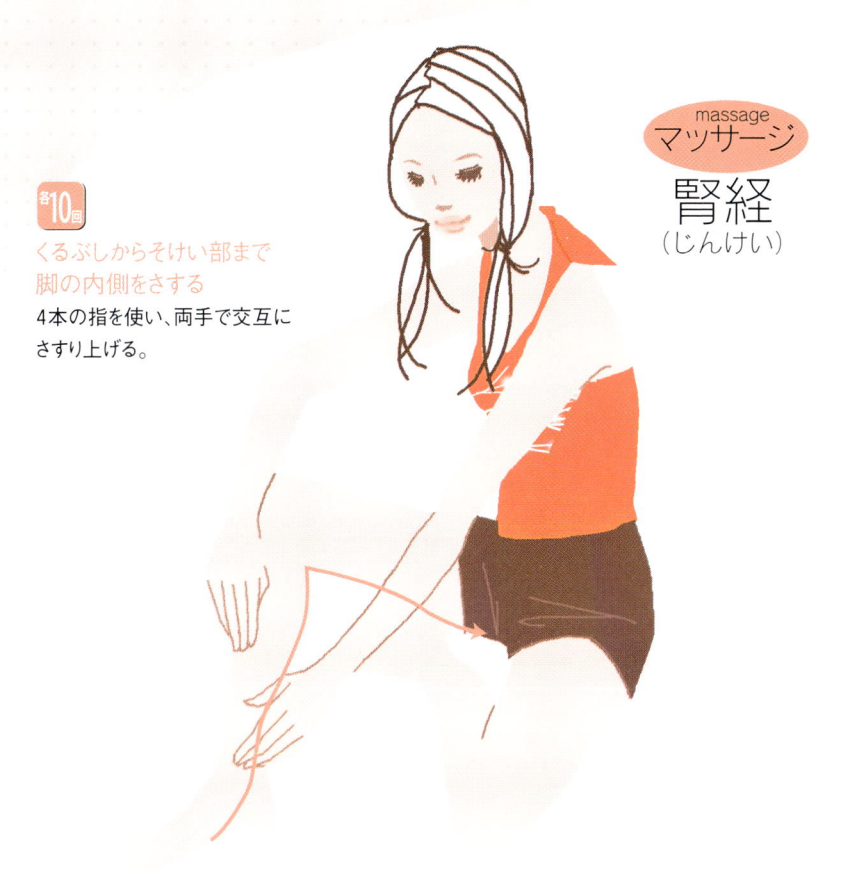

massage マッサージ
腎経（じんけい）

各10回
くるぶしからそけい部まで
脚の内側をさする
4本の指を使い、両手で交互に
さすり上げる。

tsubo ツボ 太谿（たいけい）

各3回 強

両手の親指をツボの上に重ねて
ゆっくりと押す
ツボの位置　内くるぶしとアキレス腱
の間のくぼみ

column B

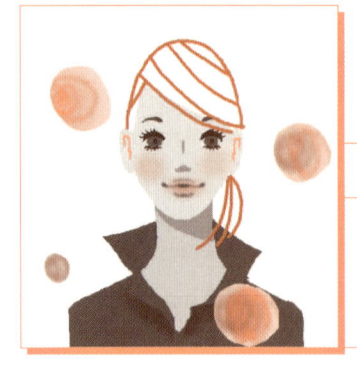

R.Hさん(36歳)の場合
体の不調が多いので まず症状別マッサージから

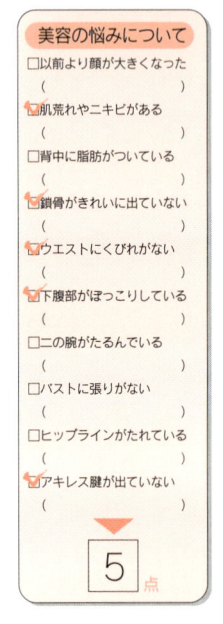

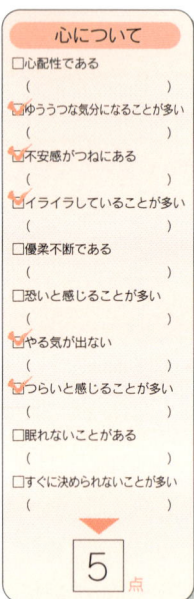

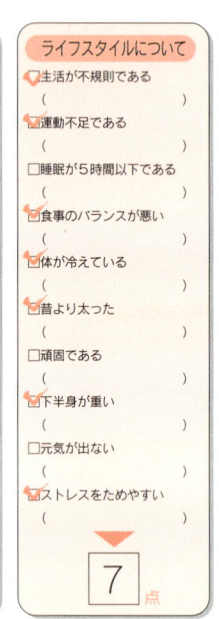

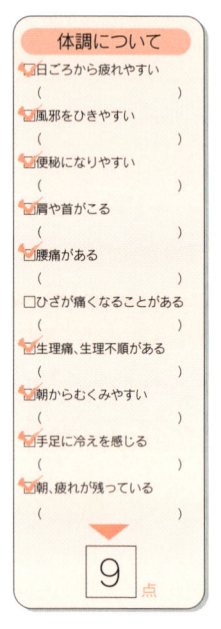

美容の悩みについて
- ☐ 以前より顔が大きくなった ( )
- ☑ 肌荒れやニキビがある ( )
- ☐ 背中に脂肪がついている ( )
- ☑ 鎖骨がきれいに出ていない ( )
- ☑ ウエストにくびれがない ( )
- ☑ 下腹部がぽっこりしている ( )
- ☐ 二の腕がたるんでいる ( )
- ☐ バストに張りがない ( )
- ☐ ヒップラインがたれている ( )
- ☑ アキレス腱が出ていない ( )

→ 5点

心について
- ☐ 心配性である ( )
- ☑ ゆううつな気分になることが多い ( )
- ☑ 不安感がつねにある ( )
- ☑ イライラしていることが多い ( )
- ☐ 優柔不断である ( )
- ☐ 恐いと感じることが多い ( )
- ☑ やる気が出ない ( )
- ☑ つらいと感じることが多い ( )
- ☐ 眠れないことがある ( )
- ☐ すぐに決められないことが多い ( )

→ 5点

ライフスタイルについて
- ☑ 生活が不規則である ( )
- ☑ 運動不足である ( )
- ☐ 睡眠が5時間以下である ( )
- ☑ 食事のバランスが悪い ( )
- ☑ 体が冷えている ( )
- ☐ 昔より太った ( )
- ☐ 頑固である ( )
- ☑ 下半身が重い ( )
- ☐ 元気が出ない ( )
- ☑ ストレスをためやすい ( )

→ 7点

体調について
- ☑ 日ごろから疲れやすい ( )
- ☑ 風邪をひきやすい ( )
- ☑ 便秘になりやすい ( )
- ☑ 肩や首がこる ( )
- ☑ 腰痛がある ( )
- ☐ ひざが痛くなることがある ( )
- ☑ 生理痛、生理不順がある ( )
- ☑ 朝からむくみやすい ( )
- ☑ 手足に冷えを感じる ( )
- ☑ 朝、疲れが残っている ( )

→ 9点

　日ごろから疲れやすく、便秘、肩こり、腰痛、生理痛、冷え性と、まるで不調のオンパレードといった状態のR.Hさん。体重も気になりますが、まずは、つらい不調を解消しようと症状別デトックスマッサージからスタート。

　いちばん気になる肩こりのマッサージを始めると、すぐに肩が温かく、軽くなった感じがしました。4日目には便秘に効くマッサージにトライ。

　ときには肩こりに戻ったりしつつも、こうして、気になる症状を解消し、現在は1週間デトックスマッサージに進んでいます。その日の体調をみて、不調なところがあるときは、1週間デトックスマッサージのあとに症状別マッサージをプラスして、快適にダイエットをしています。

Detox Diet

部分別デトックス ダイエット［上半身編］

Beauty Detox Diet

デトックスダイエットの総仕上げです。
体重がダウンし、心身ともに
不調が解消されたら、
あとは部分（パーツ）を磨きあげるのみ。
部分別のデトックスで、気になるところを
マッサージしましょう

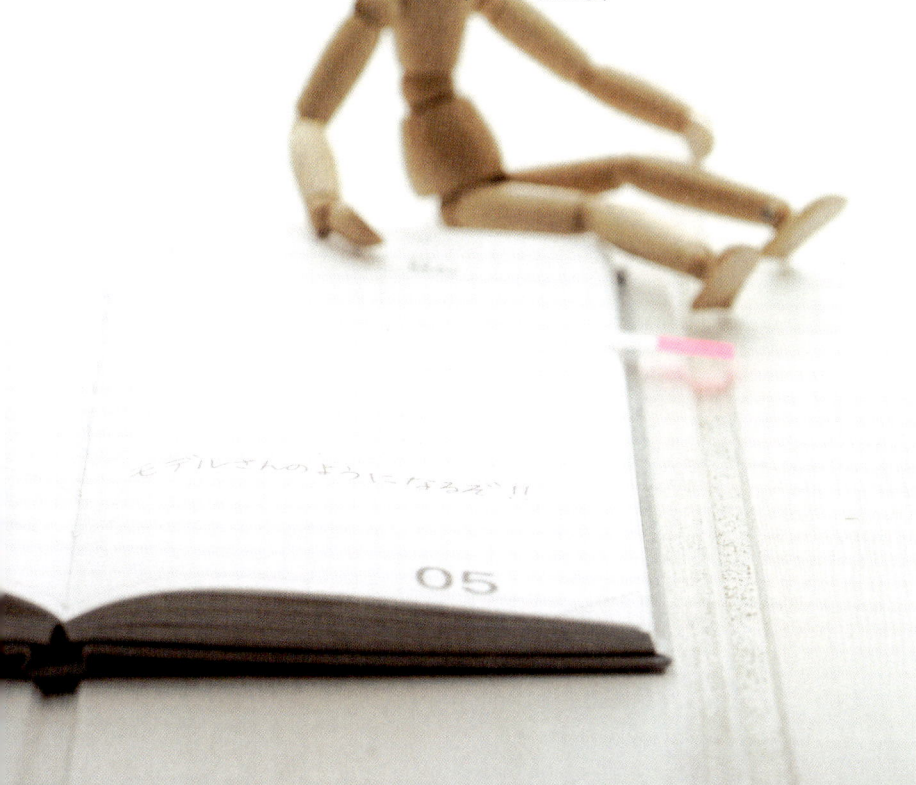

ダイエットは、バランスが大切！長年の悩みを即行解決しよう

> 気になる部位をデトックスすることで部分やせも可能！

デトックスマッサージで体重がダウンし、全体的にほっそりやせたとはいえ、気になる悩みが解決されていないという人もいるはず。体重ダウンとサイズダウンは、イコールではないのです。

デトックスマッサージの総仕上げとして、本章と次章では、部分的なサイズダウンと、その部位のラインをスッキリ整えることをめざします。ダイエットの成功をより完璧なものにするには、見た目のライン、美しさも大切なのです。

まず、あなたの全身を鏡に映してみてください。まだ気になる部分はあるでしょうか。全身のバランスが悪く、ある部分だけ気になるという場合は、そこに滞りがあり、さらに不要なも

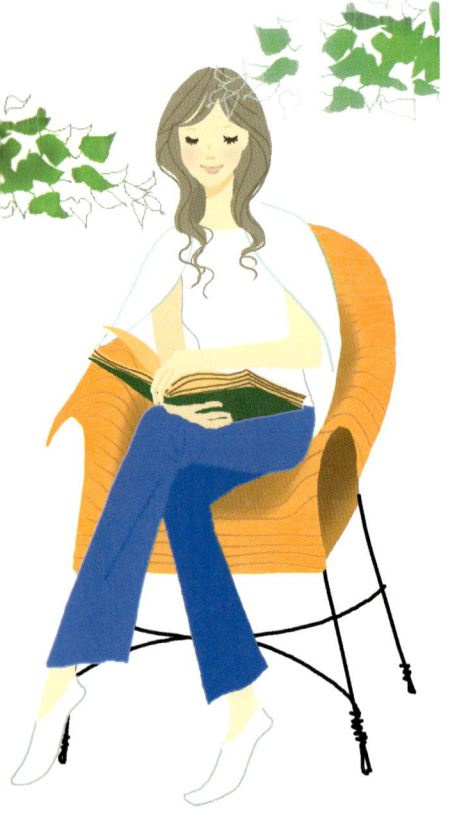

のがたまっている可能性があります。アンバランスな太さのところは、完全にデトックスできていないのです。

そこで、マッサージをすることで排泄機能を高め、その部分の不要なものや毒素を追い出します。それによって、部分的にやせることができるのです。部分やせはむずかしいというのが、いままでのダイエットの常識でしたが、経絡リンパマッサージでは、部分的にもサイズダウンが可能。落としたい部分をスリムに、バストなどには張りをもたせる自然なダイエットです。

でに体重が落ちている人は、体重キープのためのマッサージ（44ページ）のあとに行ってもかまいません。

マッサージは、体が温まって心身ともにリラックスしているときに行うと、デトックス効果がより高まります。おすすめはバスタイムでのマッサージ。まず体を洗い、38〜40℃のぬるめのお湯につかります。心臓より下側部分がお湯につかる半身浴がおすすめです。上半身のマッサージは、このようにお湯につかりながら行います。

下半身のマッサージは、浴槽から出て行います。そのとき、マッサージ効果を高めるために、オイルやジェルを使うのもいいでしょう。ただし、添加物などの入っていない天然成分100％のものを選びます。

入浴後はできるだけ、500mlぐらいの水分を補給しましょう。

> **長年の悩みは1日1回のマッサージで解決**

気になる部分を1日1か所ずつマッサージします。デトックスマッサージ（27ページ）のあとに、本章のマッサージをひとつ行ってもいいですし、

人と向かい合ったときに、最初に目がいくのが顔です。

顔は心身の状態をそのまま映し出すパーツであり、その人の印象を左右するところでもあります。ダイエットの総仕上げとして、フェイスラインをスッキリとさせ、キュッと引き締まった小顔をめざしましょう。同時に、肌を美しく整えて、"美人度"をアップさせます。ダイエットがうまくいっていると、どんな人も顔が輝き出して、美しく、かわいらしく変わっていきます。

上半身は、首から肩にかけてのラインがスッキリしていたり、鎖骨がくっきり出ていたり、腕や背中がほっそりとしたラインを描いていたりという状態が、スリムなイメージをつくります。経絡リンパマッサージによって、気になる部分のデトックスを促し、女性らしいイメージの

上半身はスッキリとしたイメージをめざす

ウエストや下腹、ヒップ、脚といった下半身は脂肪がつきやすく、むくみやすいところです。心臓より下にあるので血液が戻りにくく、それによってリンパの流れも滞りやすくなります。デトックス機能が低下すると、冷えやむくみが起こり、余分な脂肪がつきやすくなってしまうのです。

しかし、マッサージによって、流れが滞っている部分を活性化し、デトックスを促せば、すぐに結果が出やすい場所でもあります。

引き締まったウエストや上向きのヒップ、すらりと伸びた脚の美しいラインは、スタイルをよく見せるための要です。ダイエットの仕上げとして、部分別デトックスでパーツを磨きましょう。

引き締まった下半身はスタイルをよく見せるポイント

●サイズ表

	ダイエット前	ダイエット後
身長	cm	cm
体重	kg	kg
バスト	cm	cm
アンダーバスト	cm	cm
二の腕 右	cm	cm
二の腕 左	cm	cm
ウエスト	cm	cm
下腹部	cm	cm
太もも 右	cm	cm
太もも 左	cm	cm
ひざ上10cm 右	cm	cm
ひざ上10cm 左	cm	cm
ふくらはぎ 右	cm	cm
ふくらはぎ 左	cm	cm
足首 右	cm	cm
足首 左	cm	cm

測定位置

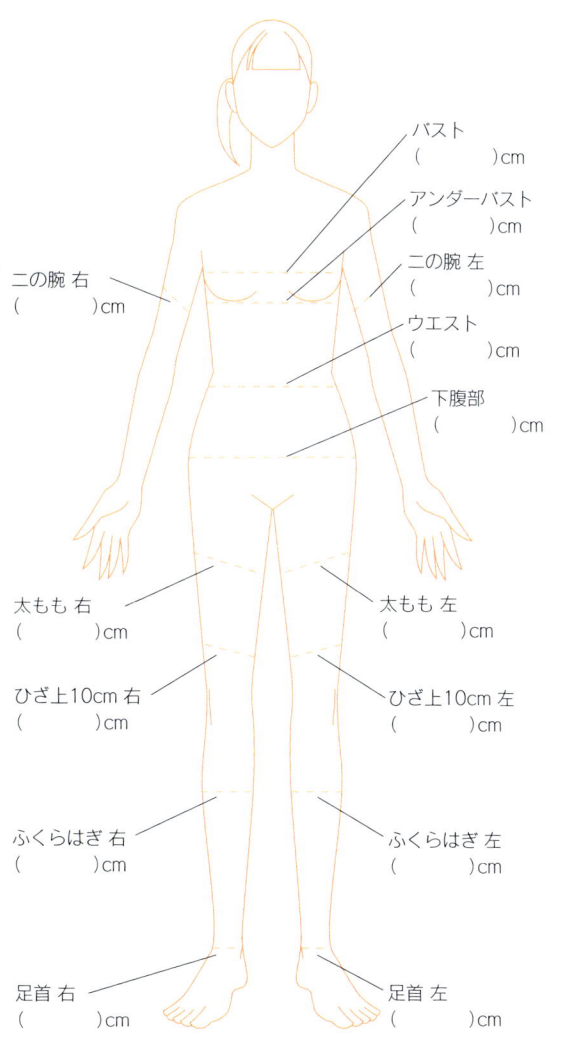

バスト
(   )cm

アンダーバスト
(   )cm

二の腕 右
(   )cm

二の腕 左
(   )cm

ウエスト
(   )cm

下腹部
(   )cm

太もも 右
(   )cm

太もも 左
(   )cm

ひざ上10cm 右
(   )cm

ひざ上10cm 左
(   )cm

ふくらはぎ 右
(   )cm

ふくらはぎ 左
(   )cm

足首 右
(   )cm

足首 左
(   )cm

FACE
顔

3分 小顔になる

point 手はそのままで、顔を下に動かしながらさする

10回

1 あごから上に向かって2本の指でさする
両手の2本の指をあごにあて、耳の下に向かってさする。同時に顔を下に向けながら。

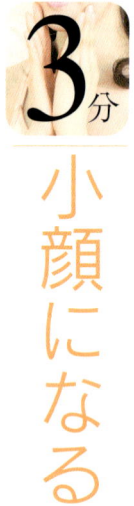

フェイスラインを引き締め、顔のむくみを取り除くことが、小顔になるポイント。あごから首へのラインもスッキリさせましょう。

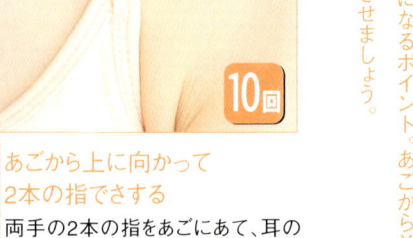

部分別（上半身）

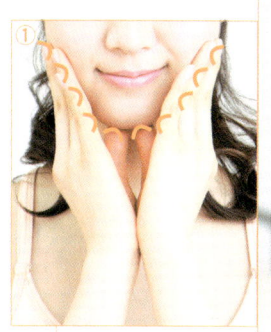

顔

2 フェイスラインの下を押す
あごの下に両手の親指をあて、フェイスラインの下に沿って押し①、最後に耳の下を2本の指で押す②。

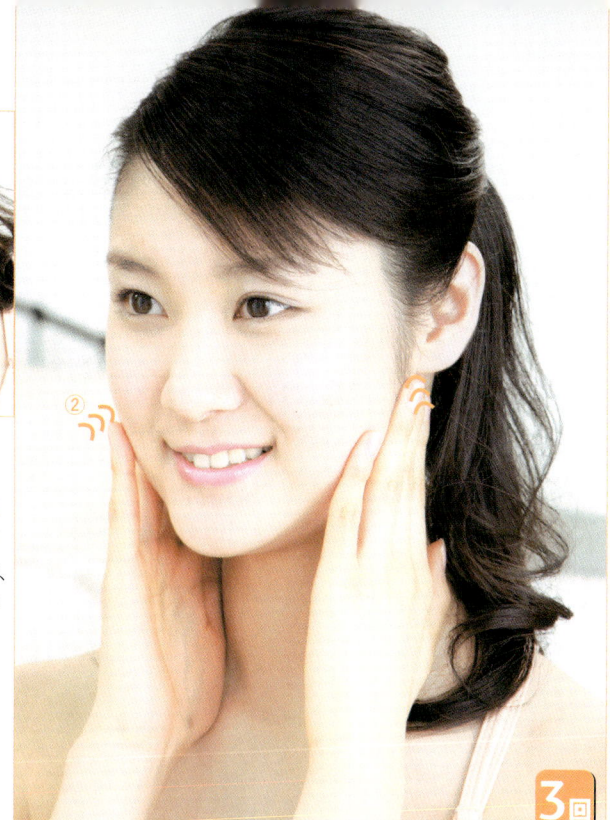

3回

3 手のひらで首の前面をさする
手のひらを首の前面にあて、鎖骨に向かって、両手で交互にさする。

10回

今日の体の状態は？

Diet Diary

1クール
月　日

2クール
月　日

3クール
月　日

4クール
月　日

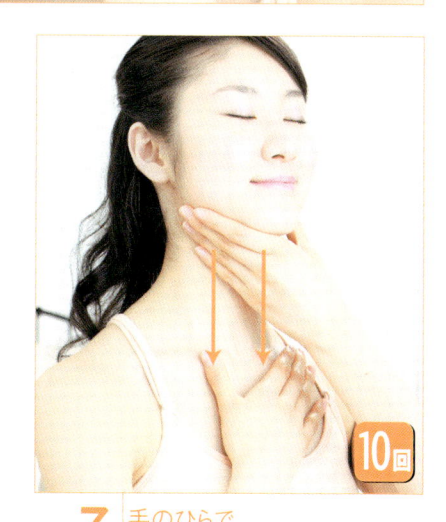

087　Detox Diet

FACE 顔

3分
透明感のあるつや肌に

つややかで透明感のある肌が、美しさをワンランクアップします。体内からもアプローチして、「肌荒れ」や「くすみ」を改善しましょう。

各10回

point おなかの経絡を意識して、しっかりさする

1 胸からそけい部までさする
鎖骨の下あたりからそけい部まで、体の中央を、両手の4本の指で交互にさする。その両側も上から下に向かって、同様にさする。

部分別（上半身）

顔

2 顔の中央から外側に向かってさする

両手の4本の指で、あごの中央から耳の下へ向かってさする①。次に、小鼻のわきからこめかみへ②。最後は、額の中央からこめかみに向かってさする③。

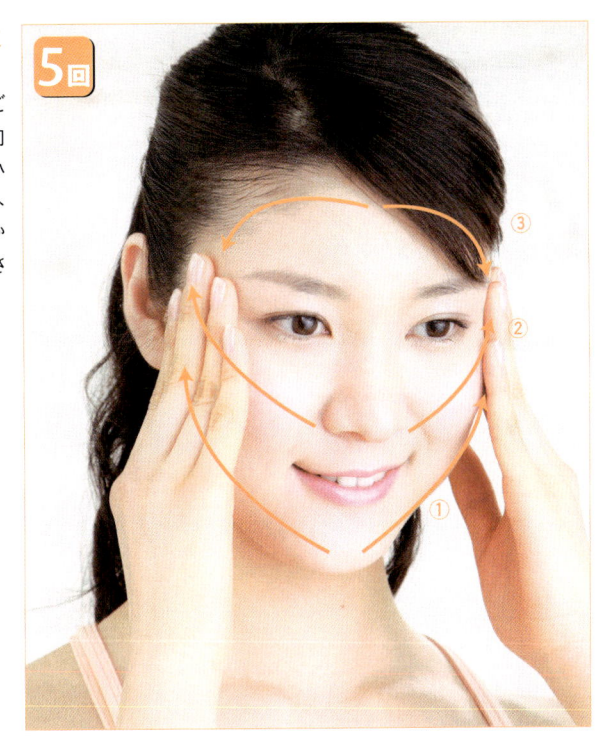

5回

3 手首からわきの下に向かって腕をさする

手首を握るようにして持ち、わきの下に向かって、腕の外側のラインをさする。

各10回

今日の体の状態は？

Diet Diary

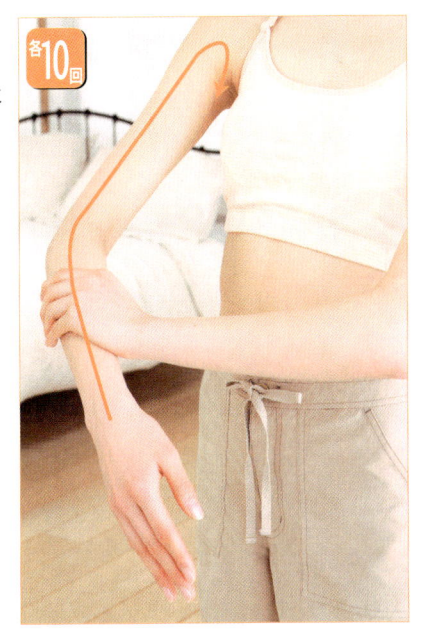

1クール
月　日

2クール
月　日

3クール
月　日

4クール
月　日

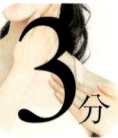

NECK・DECOLLETE
首・デコルテ

3分

くっきりとした美しい鎖骨に

point
手のひらを肌に密着させて、わきの下までしっかりさする

くっきりと際立った鎖骨は、スリムなイメージを印象づけます。首からデコルテにかけて、マッサージで浄化を促しましょう。

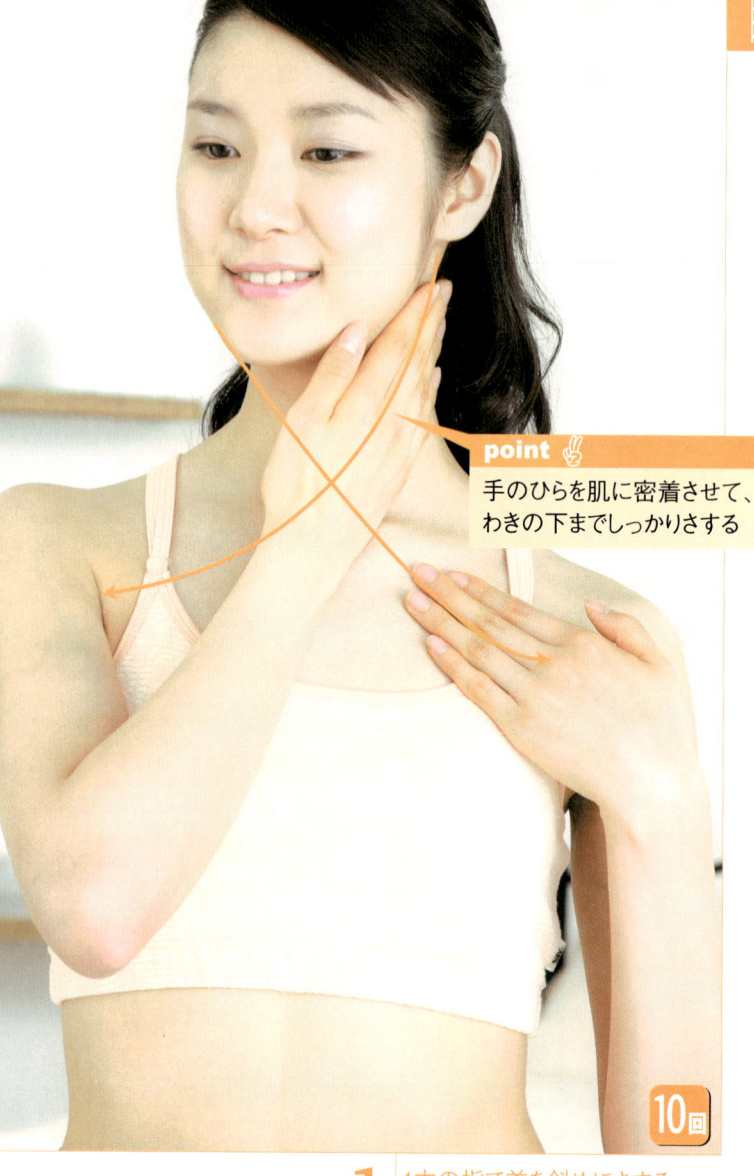

10回

1 4本の指で首を斜めにさする
右手は左の耳下、左手は右の耳下から、それぞれ鎖骨を通って、わきの下に向かい、左右交互に斜めにさする。

090

部分別（上半身）

首・デコルテ

今日の体の状態は？

Diet Diary

各10回

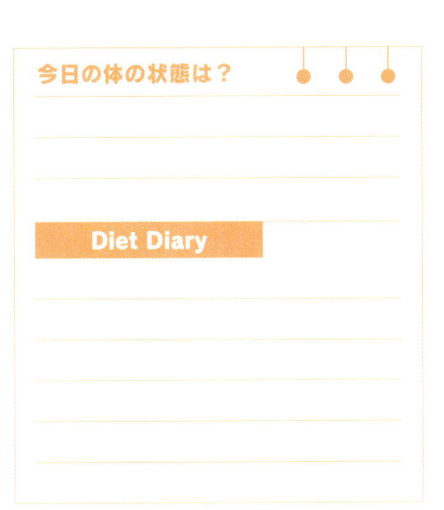

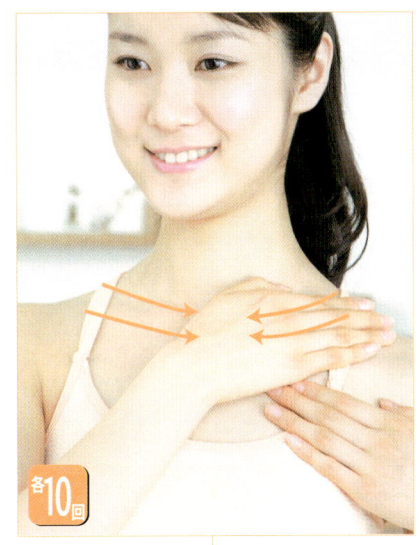

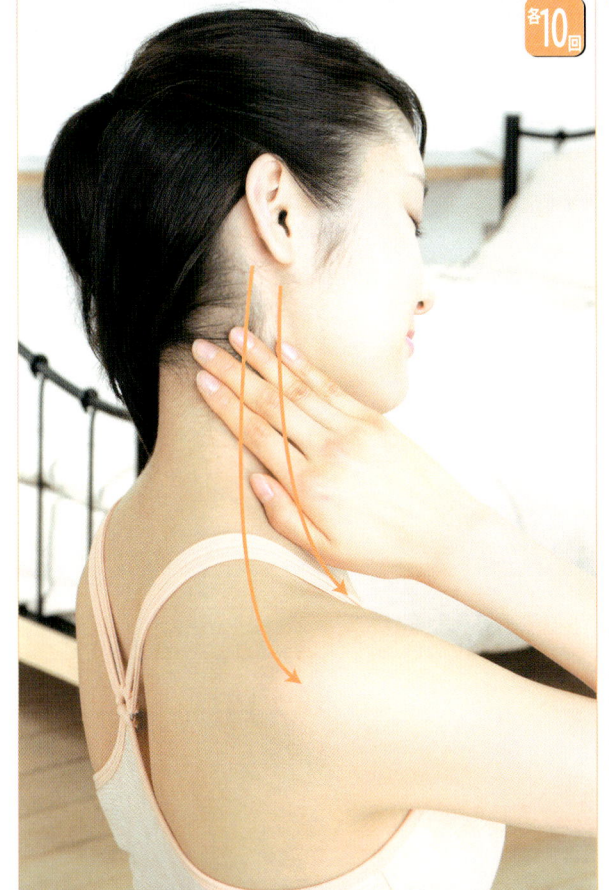

2 鎖骨の上と下をさする

鎖骨の上を外側から内側に向かって、左右交互に4本の指でさする。次に、鎖骨の下を同様にさする。

各10回

1クール
月　日
2クール
月　日
3クール
月　日
4クール
月　日

3 首を2方向にさする

4本の指を耳の下にあて、肩先と鎖骨までを交互にさする。反対側も同様に行う。

BUST
胸

3分

バストをアップさせる

バストまわりのリンパの流れをよくします。さらに、バストのマッサージは女性ホルモンの分泌を促します。上向きで張りのあるバストをめざしましょう。

point
バストの丸みに合わせて、包みこむようにさする

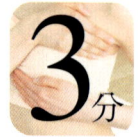

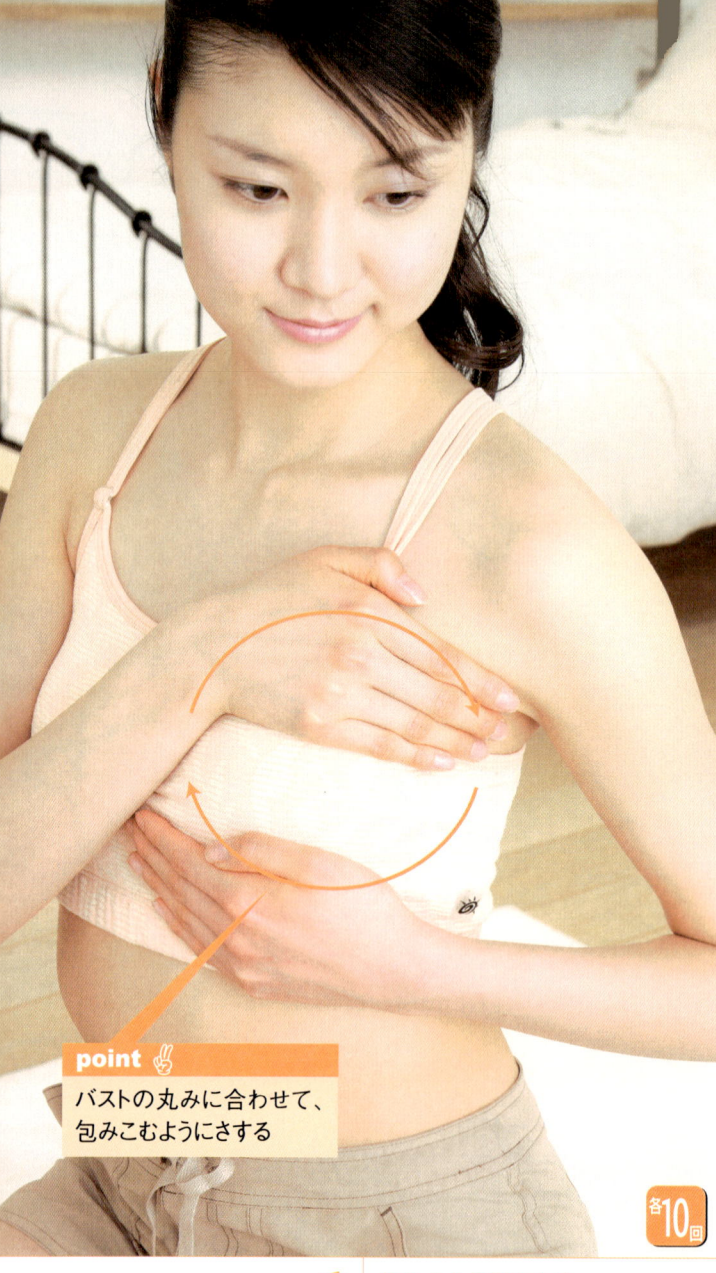

各10回

1 バストの上下をさする
左のバストの上に右手、下に左手をあて、上は内側からわきの下に向かって、下は外側から内側に向かって、バストを持ち上げるようにさする。反対側も同様に行う。

092

部分別（上半身）

胸

2 バストの下から
わきの下に
向かってさすり上げる

バストの下に4本の指をあて、バストの外側を持ち上げるようにして、わきの下まで両手で交互にする。

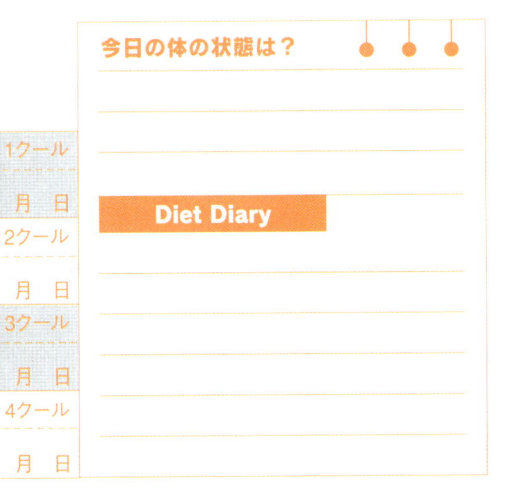

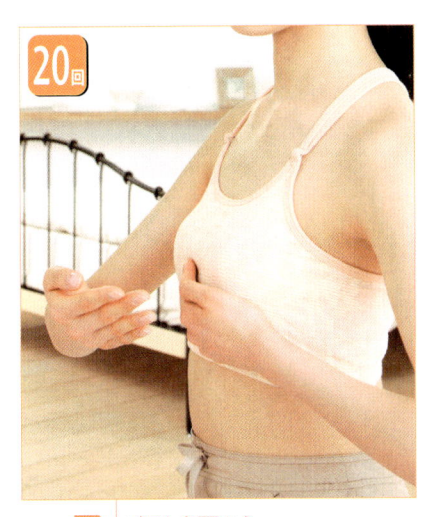

各10回

20回

3 バストを下から
軽くたたき上げる

両手の4本の指で交互に、バストの下からリズミカルにたたき上げる。

今日の体の状態は？

1クール	
月　日	
2クール	**Diet Diary**
月　日	
3クール	
月　日	
4クール	
月　日	

BACK 背中

3分

背中のラインをシャープに

余分な脂肪がついた背中は、太っている印象を与えます。背中のラインをスッキリとしなやかにし、後ろ姿を魅力的に!

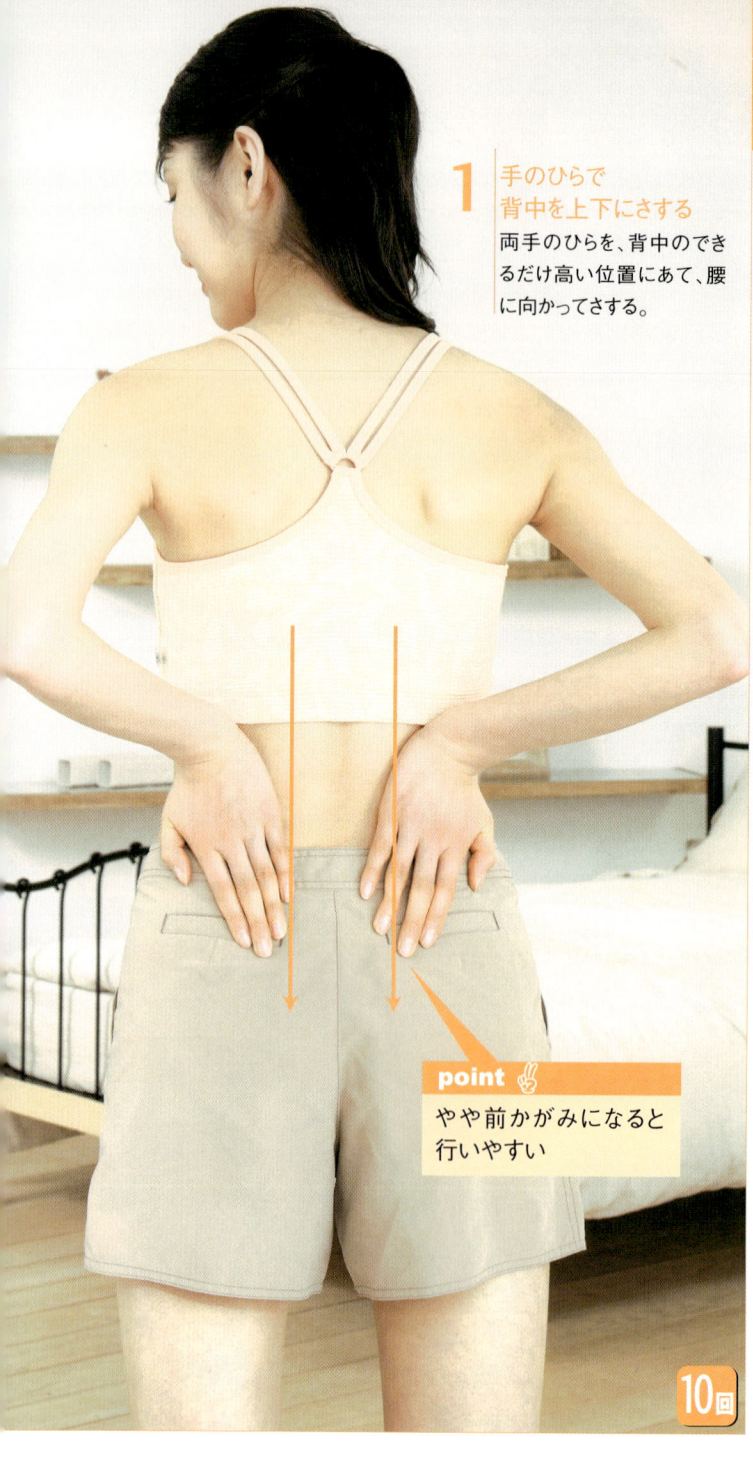

1 手のひらで背中を上下にさする
両手のひらを、背中のできるだけ高い位置にあて、腰に向かってさする。

point
やや前かがみになると行いやすい

10回

部分別（上半身）

背中

今日の体の状態は？

Diet Diary

2 手のひらで背中を左右にさする

右手のひらで左から右へ、左手のひらで右から左へ、左右交互にさする。

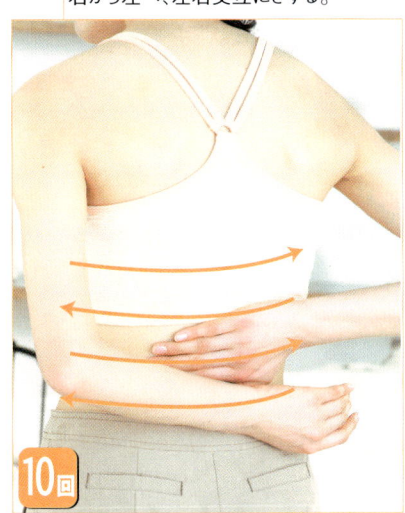

10回

3 背中からデコルテにかけてさする

手を肩にあて、なるべく背中のほうから、デコルテにかけてさする。左右交互に行う。

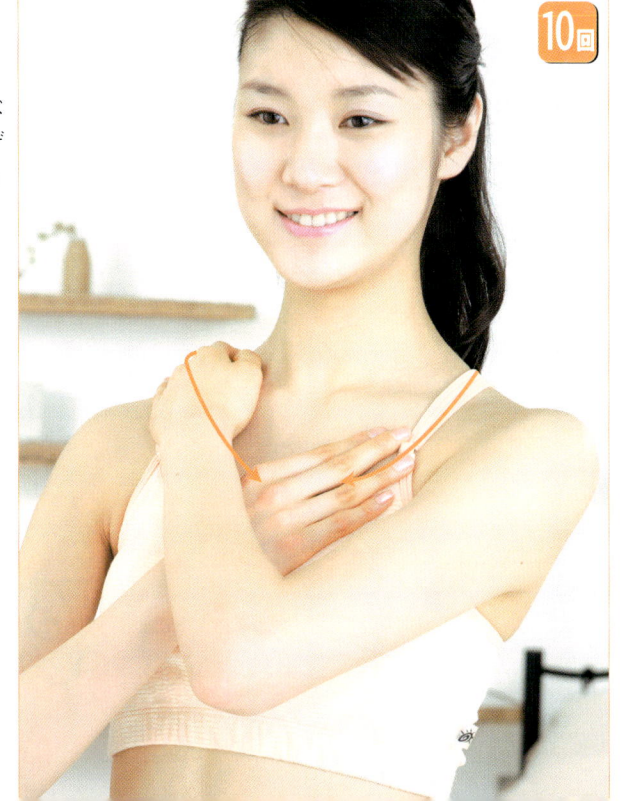

10回

1クール	
月	日
2クール	
月	日
3クール	
月	日
4クール	
月	日

095　Detox Diet

UPPER ARM
腕

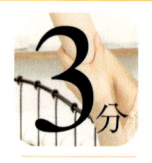

3分

二の腕を引き締める

タブタブした二の腕は、上半身をたくましく見せてしまいます。マッサージで、二の腕はもちろんのこと、腕全体を引き締めましょう。

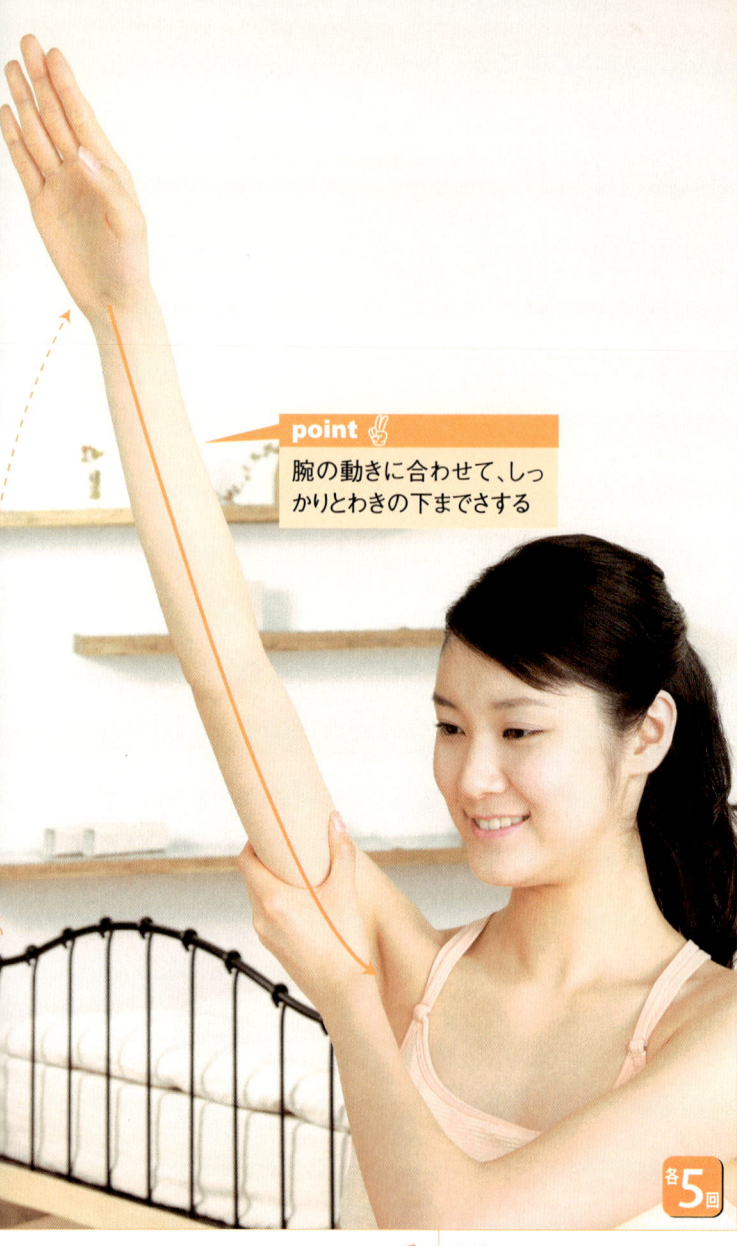

point 腕の動きに合わせて、しっかりとわきの下までさする

各**5**回

1 手首からわきの下まで腕をさする

右手を水平に上げて左手で手首を持ち、右腕を上げながら、わきの下までさする。反対側も同様に。

部分別（上半身）

腕

各3回

2 親指で二の腕の内側を押す

腕を水平に上げて手のひらで二の腕を握り、わきに向かっていく。握るときに、親指で二の腕の内側を押す。反対側も同様に行う。

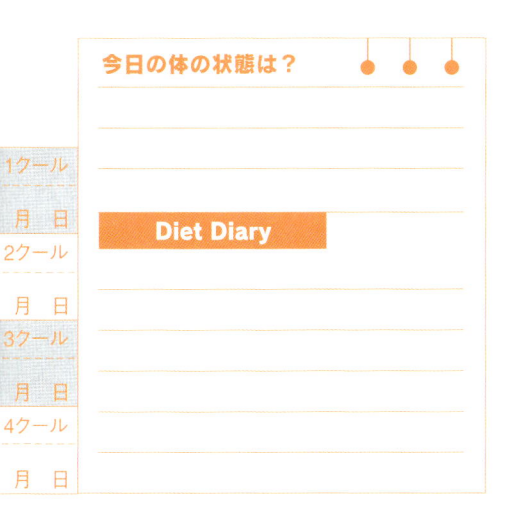

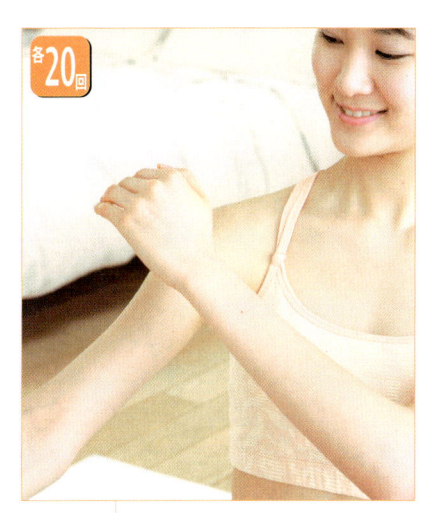

各20回

3 二の腕を軽くたたく

手のひらをややくぼませた形にして、二の腕全体を軽くたたく。反対側も同様に行う。

今日の体の状態は？

Diet Diary

1クール
月　日

2クール
月　日

3クール
月　日

4クール
月　日

column C

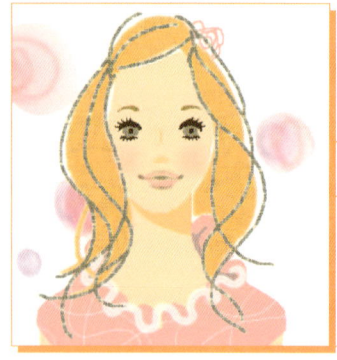

H.Mさん（28歳）の場合
メンタルデトックスではじめにイライラを解消

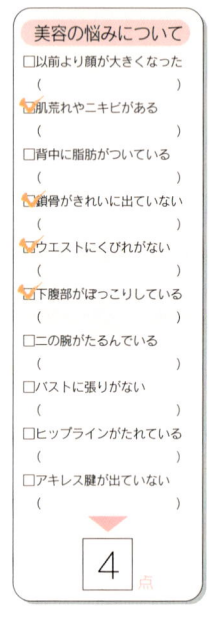

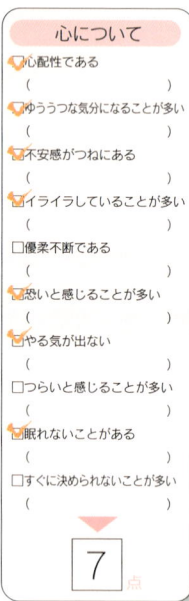

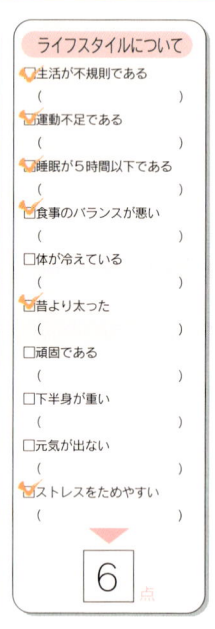

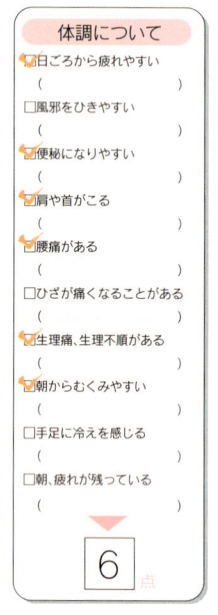

美容の悩みについて
- □ 以前より顔が大きくなった（　　　）
- ☑ 肌荒れやニキビがある（　　　）
- □ 背中に脂肪がついている（　　　）
- ☑ 頬骨がきれいに出ていない（　　　）
- ☑ ウエストにくびれがない（　　　）
- ☑ 下腹部がぽっこりしている（　　　）
- □ 二の腕がたるんでいる（　　　）
- □ バストに張りがない（　　　）
- □ ヒップラインがたれている（　　　）
- □ アキレス腱が出ていない（　　　）

4点

心について
- ☑ 心配性である（　　　）
- ☑ ゆううつな気分になることが多い（　　　）
- ☑ 不安感がつねにある（　　　）
- ☑ イライラしていることが多い（　　　）
- □ 優柔不断である（　　　）
- ☑ 恐いと感じることが多い（　　　）
- ☑ やる気が出ない（　　　）
- □ つらいと感じることが多い（　　　）
- ☑ 眠れないことがある（　　　）
- □ すぐに決められないことが多い（　　　）

7点

ライフスタイルについて
- ☑ 生活が不規則である（　　　）
- ☑ 運動不足である（　　　）
- ☑ 睡眠が5時間以下である（　　　）
- ☑ 食事のバランスが悪い（　　　）
- □ 体が冷えている（　　　）
- ☑ 昔より太った（　　　）
- □ 頑固である（　　　）
- □ 下半身が重い（　　　）
- □ 元気が出ない（　　　）
- ☑ ストレスをためやすい（　　　）

6点

体調について
- ☑ 日ごろから疲れやすい（　　　）
- □ 風邪をひきやすい（　　　）
- ☑ 便秘になりやすい（　　　）
- ☑ 肩や首がこる（　　　）
- ☑ 腰痛がある（　　　）
- □ ひざが痛くなることがある（　　　）
- ☑ 生理痛、生理不順がある（　　　）
- ☑ 朝からむくみやすい（　　　）
- □ 手足に冷えを感じる（　　　）
- □ 朝、疲れが残っている（　　　）

6点

　キャリアのあるH.Mさんは仕事上の責任が重く、つねにストレスがたまりっぱなし。イライラして人にあたってしまい、落ち込むことも多く、家に帰ってもなかなかリラックスできません。こんな状況ではダイエットがスムーズに進むはずもないと、まずはイライラを解消するマッサージとツボ押しから始めることにしました。

　毎晩、お風呂から上がったあと、お気にいりの音楽を聴きながら、ゆっくりとマッサージをし、ツボを押して終了。少しずつ気分が晴れて、同時に、やる気がわいてきたと感じています。もう少ししたら、1週間デトックスマッサージに進もうと考えているところです。

Detox Diet

部分別デトックス ダイエット ［下半身編］

Beauty Detox Diet

下半身に脂肪がついていると、
スタイルが悪く見え、年齢を感じさせてしまいます。
キュッとくびれたウエストに、
上向きのヒップ、引き締まった脚をめざして、
下半身のデトックスをしましょう。
理想の体型へ最後の仕上げです

WAIST
ウエスト

3分

ウエストのくびれをつくる

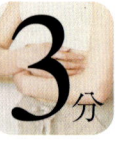

引き締まったウエストは、スタイルをよく見せるための最重要ポイント。ウエスト部分の脂肪は落ちやすいので、「くびれ」も夢ではありません。

20回

1 ウエストを左右にさする
右手は左から右へ、左手は右から左へ、手のひらを使っておなかをさする。両手を交互に動かす。

point ✌
上半身をねじりながら行うとさらに効果的

100

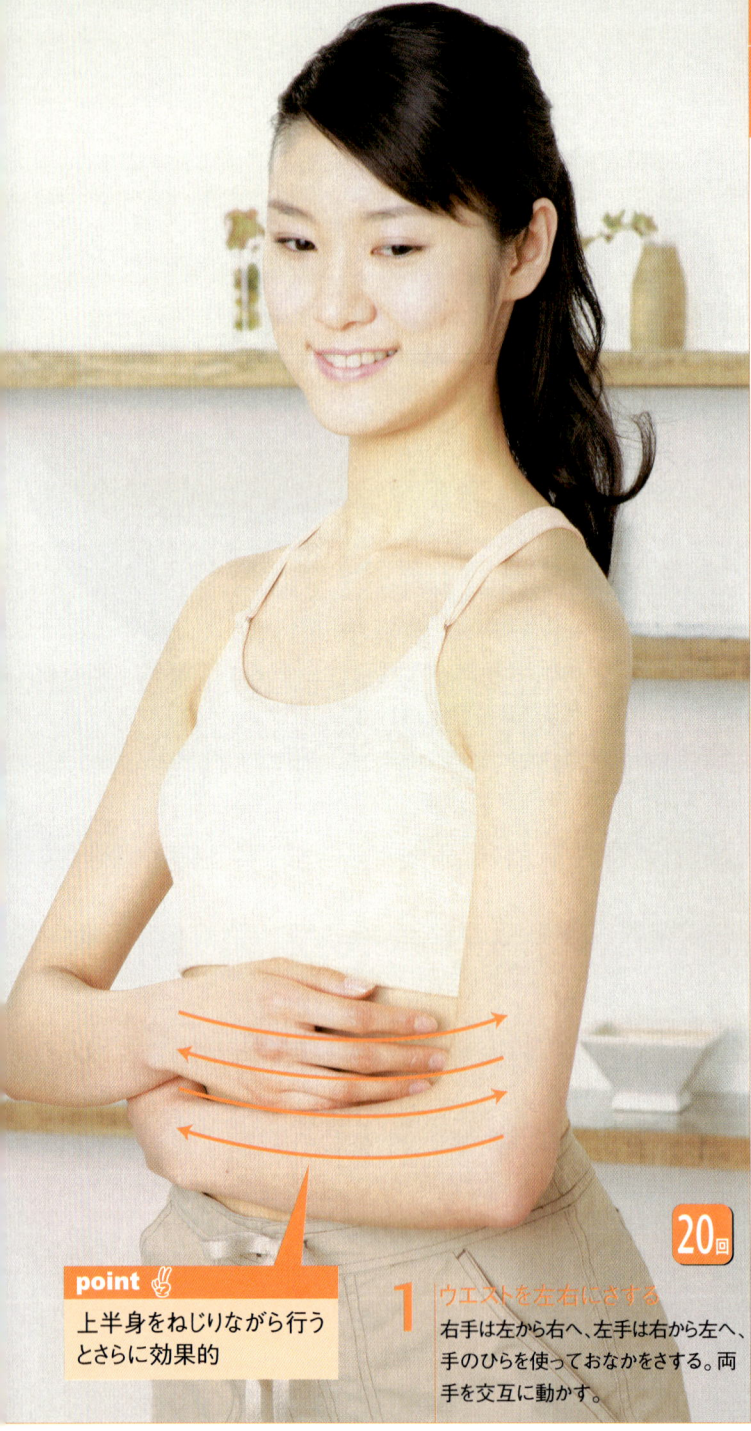

部分別（下半身）

ウエスト

今日の体の状態は？ ● ● ●

Diet Diary

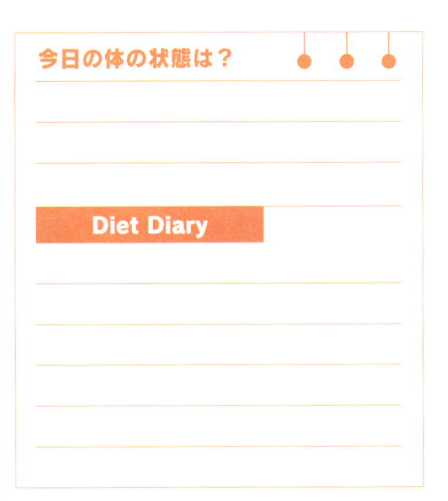

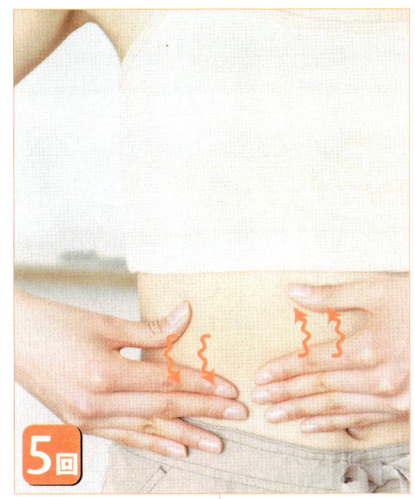

5回

2 おなかの脂肪をつまんでねじるようにもむ
両手でおなかの脂肪をつまみ、左右の手をねじるようにしてもむ。

20回

3 ウエストを両手でたたく
手のひらをややへこませた形で、ウエスト全体を、両手を交互に動かしてリズミカルにたたく。

1クール 月 日
2クール 月 日
3クール 月 日
4クール 月 日

BELLY おなか

3分

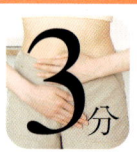

ぽっこり下腹をへこませる

下腹のぽっこりがなくなると、服の着こなしがワンランクアップします。おなかの代謝をよくして、余分な脂肪を追い出しましょう。

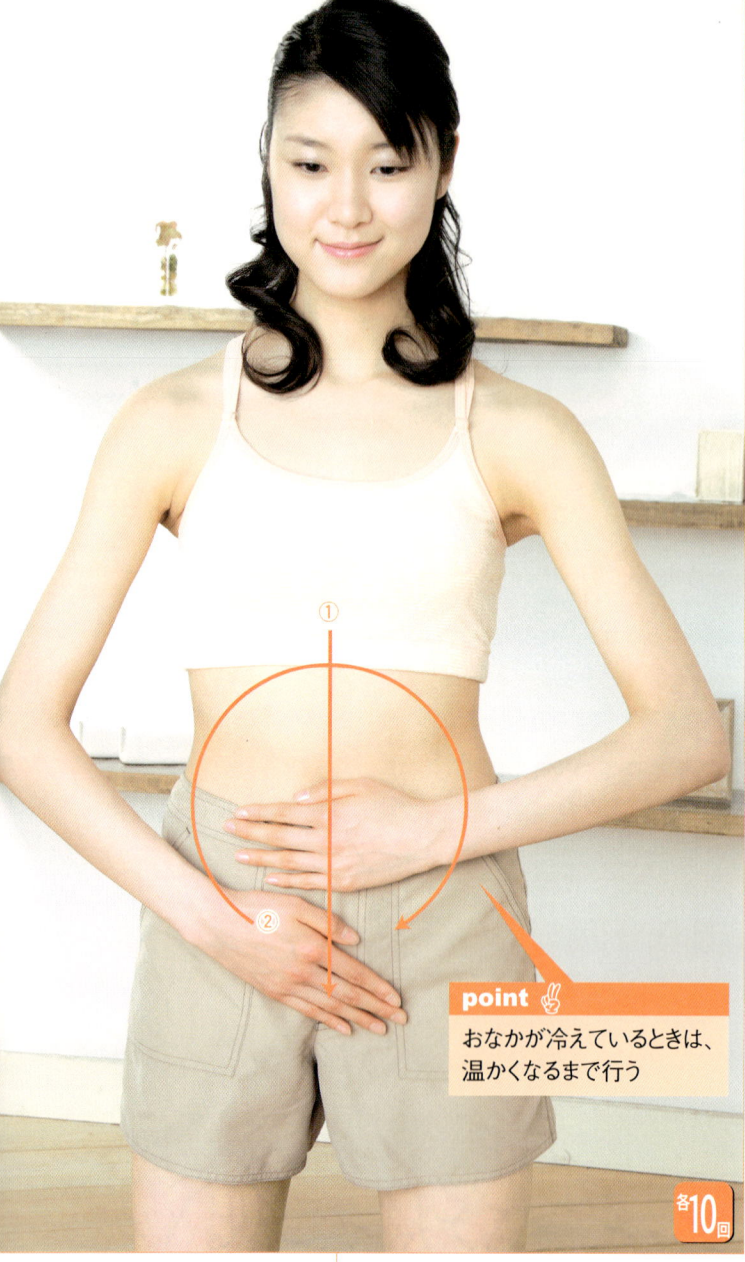

point おなかが冷えているときは、温かくなるまで行う

各10回

1 おなかを上下、円を描くようにさする

みぞおちからそけい部に向かって、手のひらを使い両手で交互にさする①。次に、おへそを中心に円を描くように、時計回りに両手でさする②。

部分別（下半身）

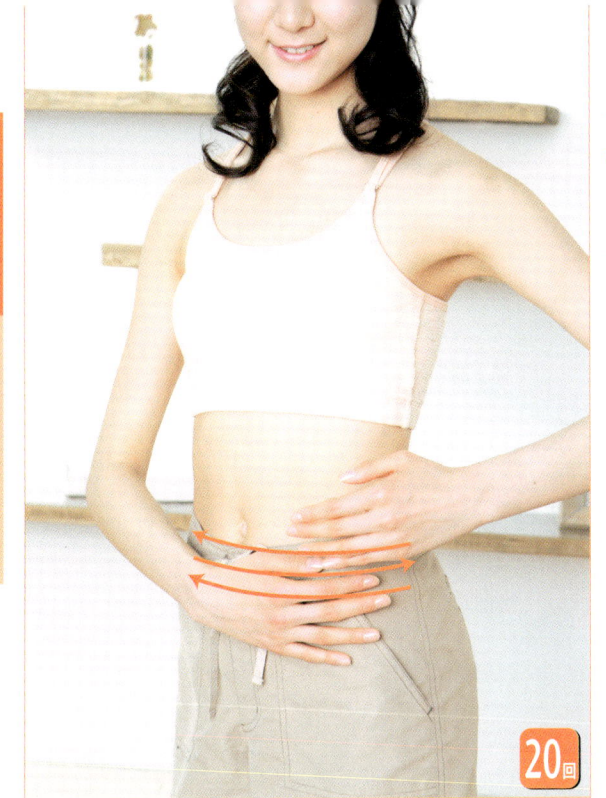

おなか

2 下腹部を左右にさする

手のひらを使い、右手は左から右へ、左手は右から左へ、両手を交互に動かしてさする。

20回

3 下腹部全体をリズミカルにたたく

手のひらをややへこませた形にし、下腹部全体を両手で交互に、リズミカルにたたく。

20回

今日の体の状態は？

Diet Diary

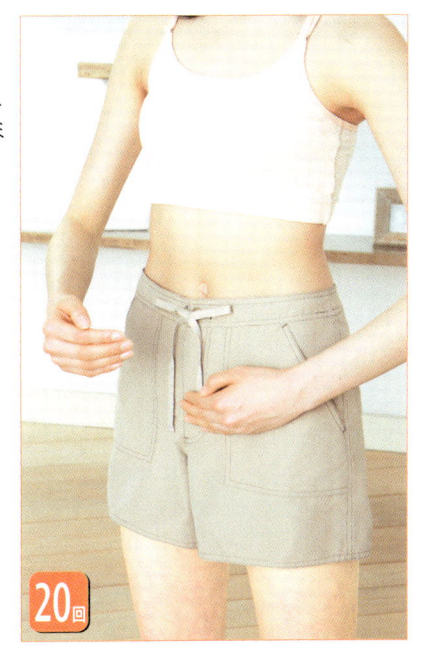

1クール
月　日
2クール
月　日
3クール
月　日
4クール
月　日

HIP おしり

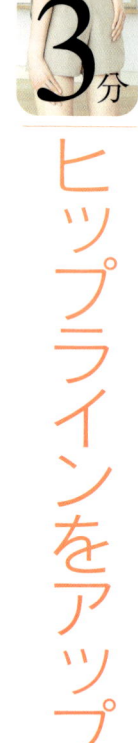

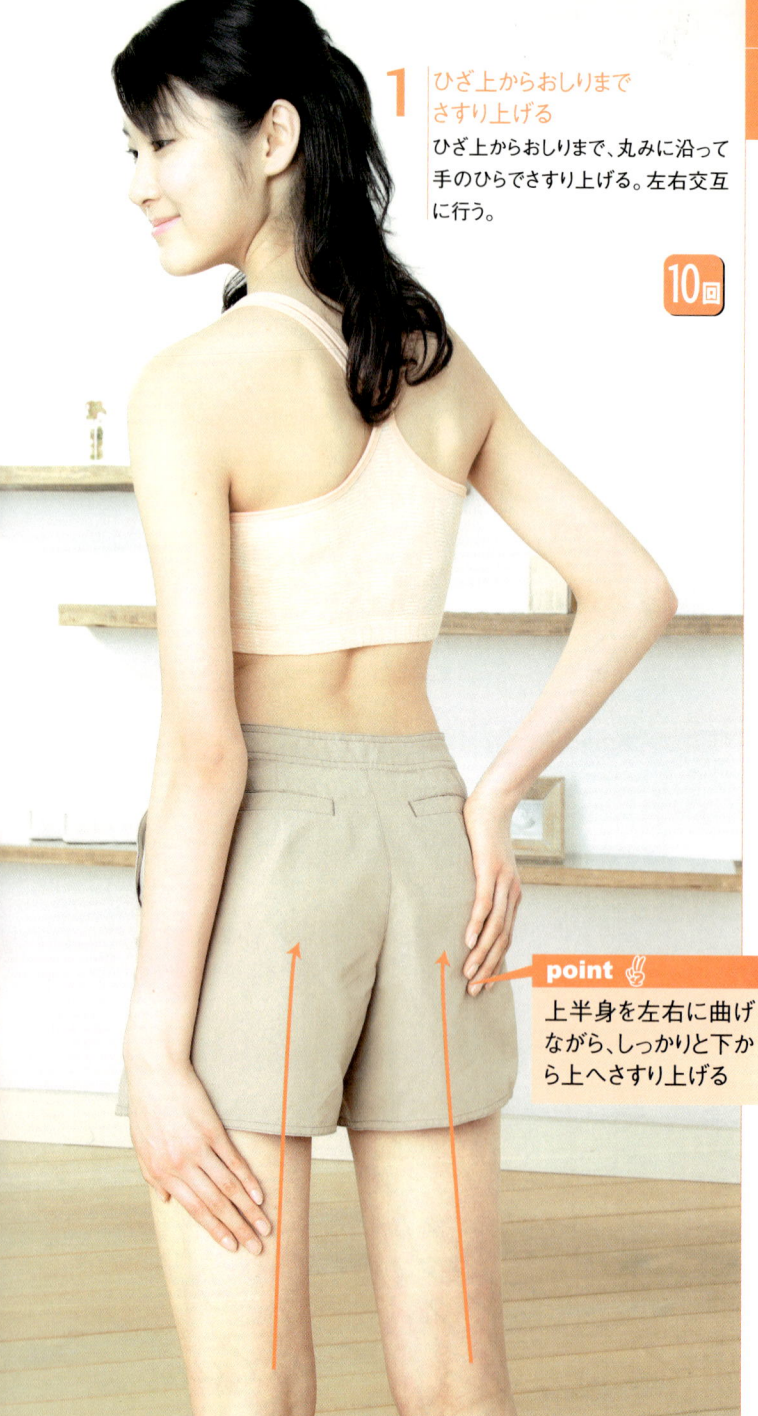

3分

ヒップラインをアップ

下から持ち上げるようなマッサージで、おしりの位置を高くし、キュッと上向きのキュートなヒップラインを実現します。

1 ひざ上からおしりまでさすり上げる

ひざ上からおしりまで、丸みに沿って手のひらでさすり上げる。左右交互に行う。

10回

point
上半身を左右に曲げながら、しっかりと下から上へさすり上げる

104

部分別（下半身）　おしり

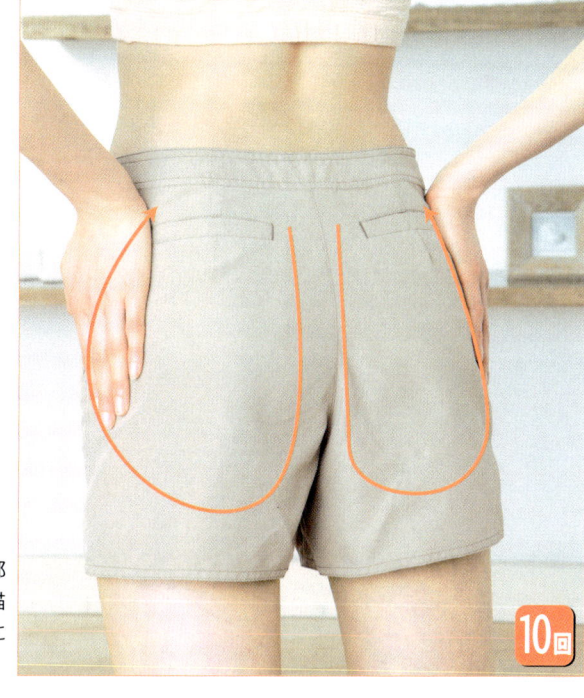

2 円を描くように
おしりをさする

両手のひらをおしり上部の中央にあて、半円を描くようにして、左右同時にさすり上げる。

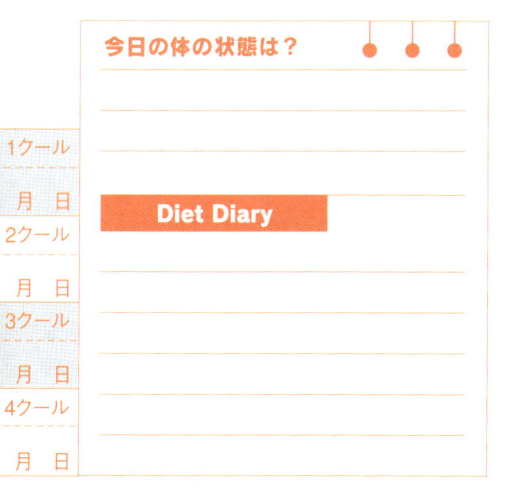

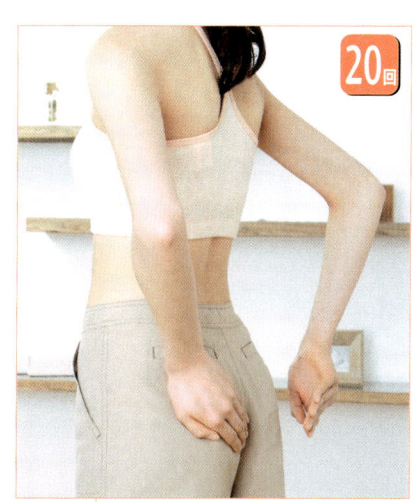

10回

3 おしり全体をリズミカルにたたく

手のひらをややへこませた形にし、おしり全体を両手で交互に、リズミカルにたたく。

20回

今日の体の状態は？

Diet Diary

1クール
月　日
2クール
月　日
3クール
月　日
4クール
月　日

PELVIS 骨盤

3分

骨盤のバランスを整える

10回

骨盤が開いていると、下半身に脂肪がつき、太りやすくなります。マッサージで骨盤のバランスを整えることで、やせやすい体をつくります。

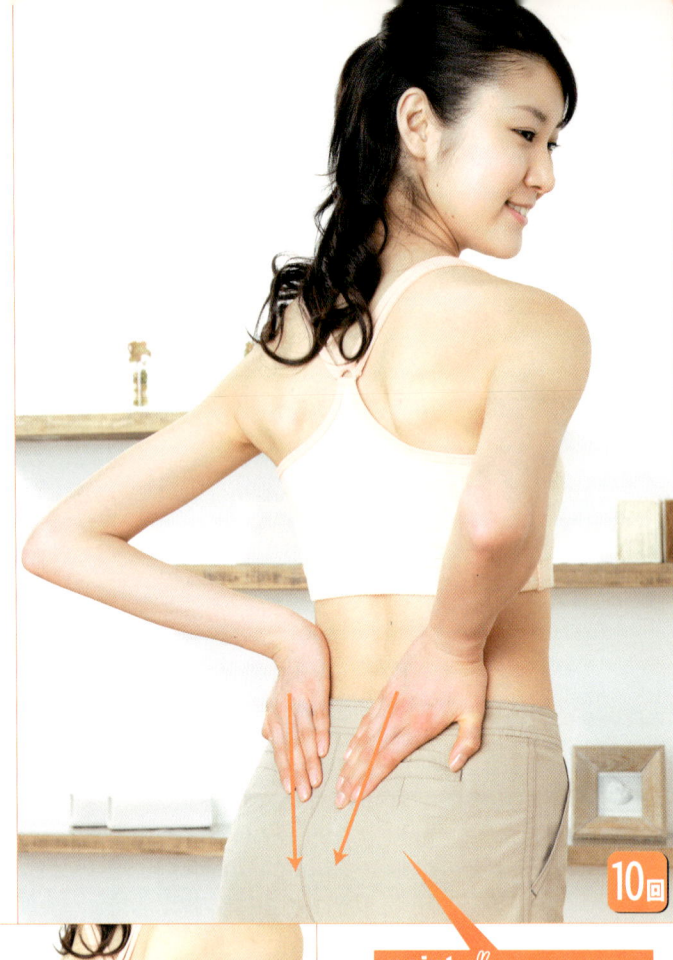

point
腰やおしりが冷えている人は、温まるまで行う

1 腰の骨を手のひらでさする

両手のひらを腰の上部にあて、尾骨に向かって、両手を交互に動かしてさする。または、軽くこぶしを握り、同様にさする。

106

部分別（下半身）

骨盤

今日の体の状態は？ ● ● ●

Diet Diary

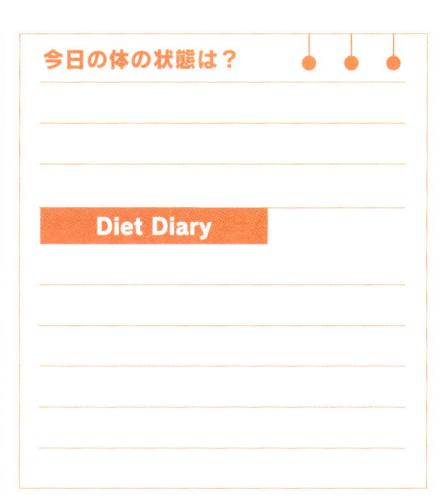

2 そけい部の内と外のラインをさする

左右のそけい部上に4本の指をあて、外側から中心に向かってさする。次に、そけい部の下に4本の指をあて、同様にさする。

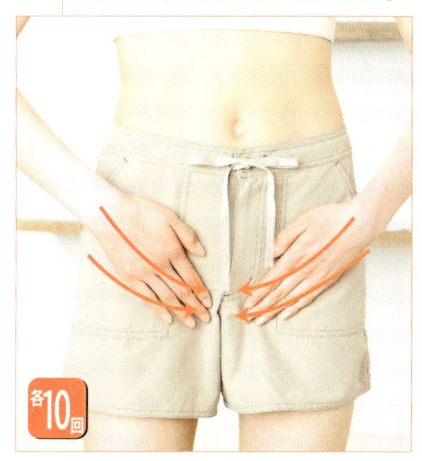

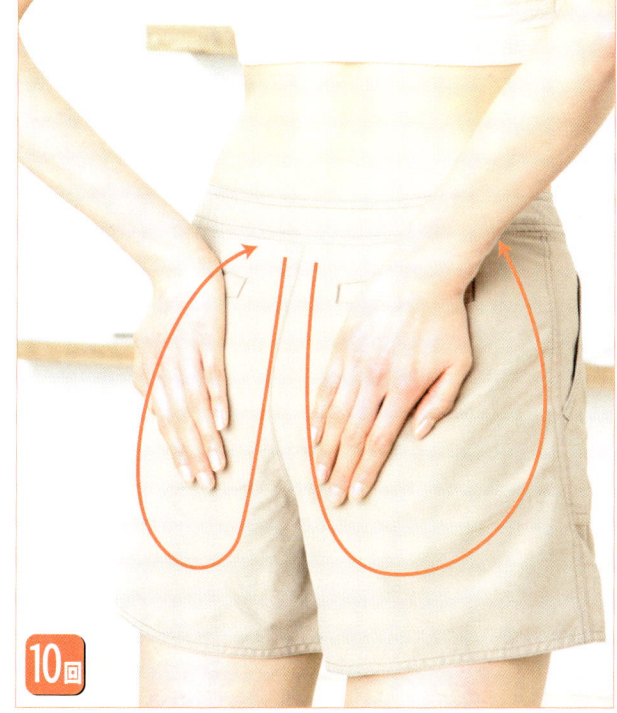

各10回

3 円を描くようにおしりをさする

両手のひらをおしり上部の中央にあて、半円を描くようにして、左右同時にさすり上げる。

10回

1クール
月　日
2クール
月　日
3クール
月　日
4クール
月　日

Detox Diet

THIGH
太もも

3分

太ももをサイズダウン

太ももはセルライトがつきやすい部分です。リンパの流れをよくし、細く、美しく、張りのあるスリムな太ももをめざしましょう。

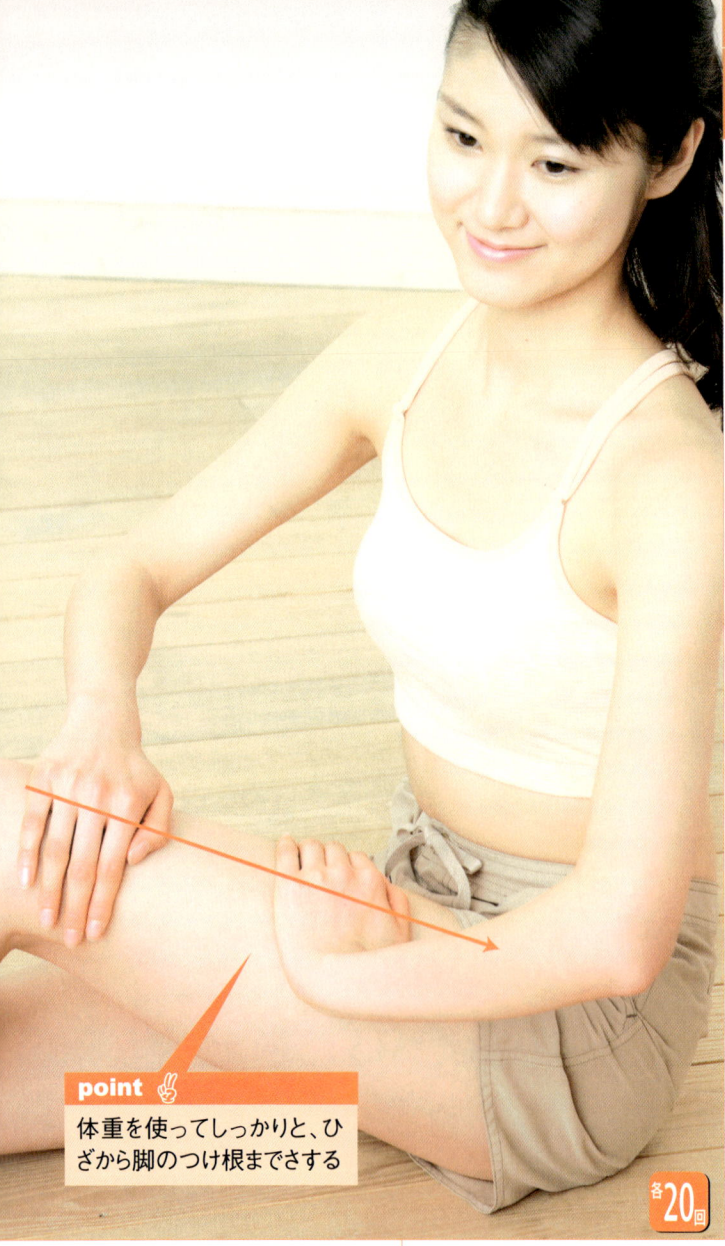

point
体重を使ってしっかりと、ひざから脚のつけ根までさする

各20回

1 ひざからつけ根に向かって太もも全体をさする

手のひらを使い、両手を交互に動かして、ひざ上から太もものつけ根まで、太もも全体をさする。反対側も同様に行う。

108

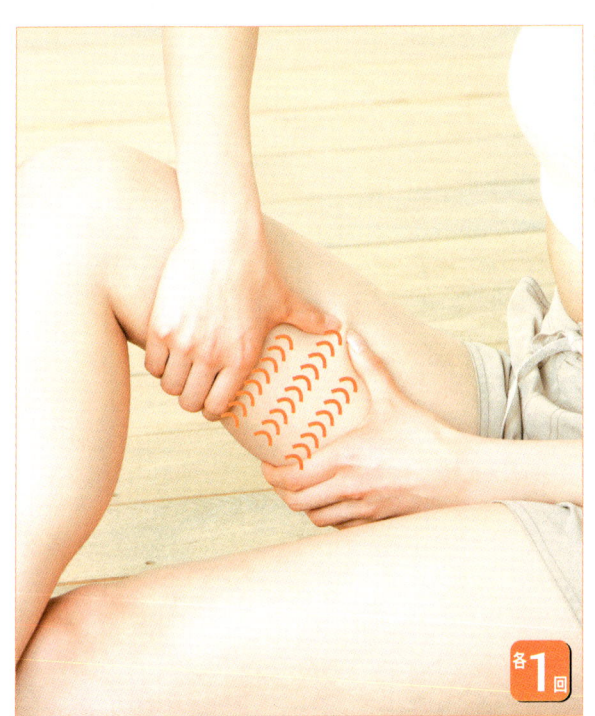

部分別（下半身）

太もも

2 太ももの内側を握るように押す
太ももを両手でやさしく握り、太ももの内側全体を握るように押す。反対側も同様に行う。

各1回

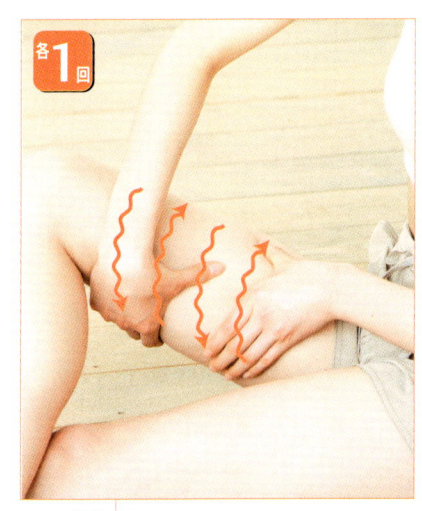

3 太ももをねじるようにもむ
両手で太ももを握り、タオルをしぼるようにねじって、もみほぐす。反対側も同様に行う。

各1回

今日の体の状態は？

1クール　月　日
2クール　月　日
3クール　月　日
4クール　月　日

Diet Diary

LEG 脚

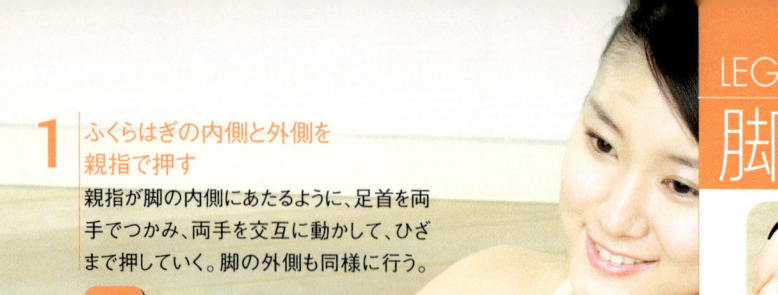

3分

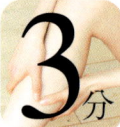

脚全体を引き締める

脚はリンパが滞りやすく、むくんだり、余分な脂肪がついたりしがちです。流れをよくするマッサージで、スッキリとしなやかな脚に！

1 ふくらはぎの内側と外側を親指で押す

親指が脚の内側にあたるように、足首を両手でつかみ、両手を交互に動かして、ひざまで押していく。脚の外側も同様に行う。

各**1**回

point
足首からひざまで、リンパを流すようなイメージで握るように押していく

110

部分別（下半身）

脚

今日の体の状態は？

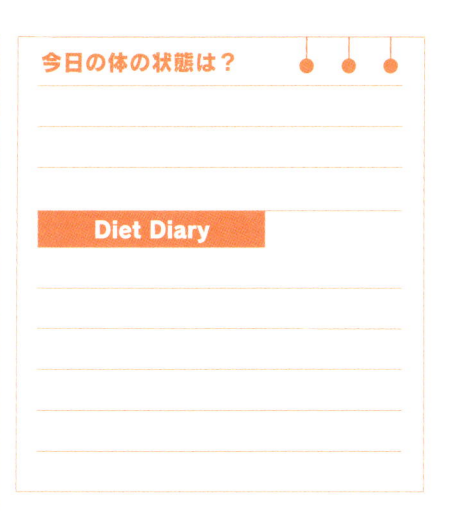

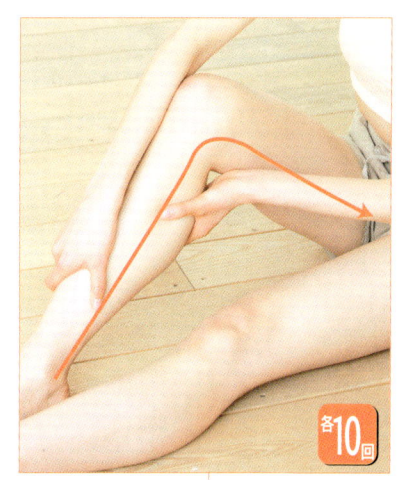

Diet Diary

各10回

2 足首から太ももの
つけ根まで
脚全体をさする
足首を握るように持ち、太もものつけ根まで、両手の親指で交互にさすり上げる。反対側も同様に行う。

各30回

3 脚全体をたたく
手のひらをややへこませた形で、足首から太もものつけ根まで脚全体を、両手を交互に動かしてリズミカルにたたく。反対側も同様に行う。

1クール
月　日
2クール
月　日
3クール
月　日
4クール
月　日

column D

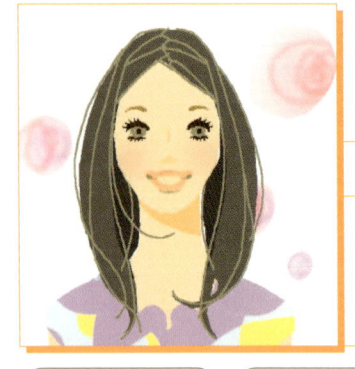

K.Tさん(23歳)の場合
体重より見た目重視でウエストからマッサージ

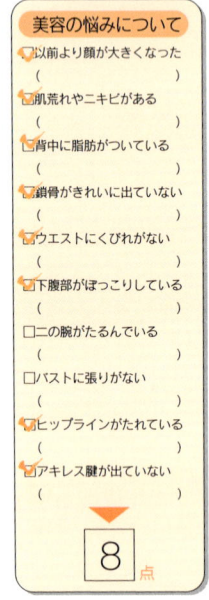

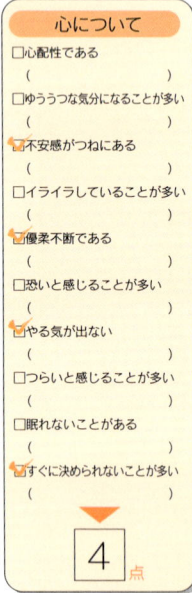

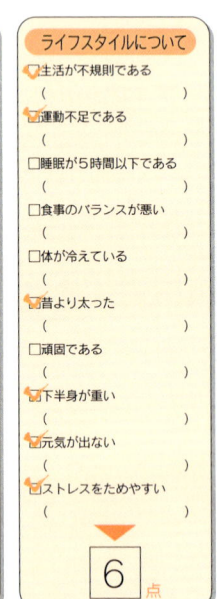

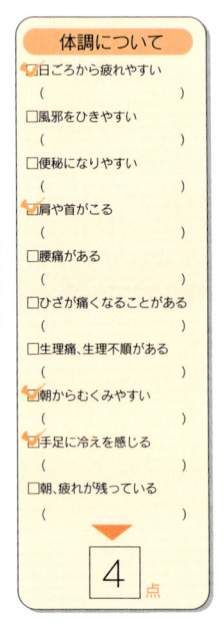

美容の悩みについて
- ☑以前より顔が大きくなった
（　　　　　）
- ☑肌荒れやニキビがある
（　　　　　）
- ☑背中に脂肪がついている
（　　　　　）
- ☑鎖骨がきれいに出ていない
（　　　　　）
- ☑ウエストにくびれがない
（　　　　　）
- ☑下腹部がぽっこりしている
（　　　　　）
- □二の腕がたるんでいる
（　　　　　）
- □バストに張りがない
（　　　　　）
- ☑ヒップラインがたれている
（　　　　　）
- ☑アキレス腱が出ていない
（　　　　　）

▼

8 点

心について
- □心配性である
（　　　　　）
- □ゆううつな気分になることが多い
（　　　　　）
- ☑不安感がつねにある
（　　　　　）
- □イライラしていることが多い
（　　　　　）
- ☑優柔不断である
（　　　　　）
- □恐いと感じることが多い
（　　　　　）
- ☑やる気が出ない
（　　　　　）
- □つらいと感じることが多い
（　　　　　）
- □眠れないことがある
（　　　　　）
- ☑すぐに決められないことが多い
（　　　　　）

▼

4 点

ライフスタイルについて
- ☑生活が不規則である
（　　　　　）
- ☑運動不足である
（　　　　　）
- □睡眠が5時間以下である
（　　　　　）
- □食事のバランスが悪い
（　　　　　）
- □体が冷えている
（　　　　　）
- ☑昔より太った
（　　　　　）
- □頑固である
（　　　　　）
- ☑下半身が重い
（　　　　　）
- ☑元気が出ない
（　　　　　）
- ☑ストレスをためやすい
（　　　　　）

▼

6 点

体調について
- ☑日ごろから疲れやすい
（　　　　　）
- □風邪をひきやすい
（　　　　　）
- □便秘になりやすい
（　　　　　）
- ☑肩や首がこる
（　　　　　）
- □腰痛がある
（　　　　　）
- □ひざが痛くなることがある
（　　　　　）
- □生理痛、生理不順がある
（　　　　　）
- ☑朝からむくみやすい
（　　　　　）
- ☑手足に冷えを感じる
（　　　　　）
- □朝、疲れが残っている
（　　　　　）

▼

4 点

　体重はそれほど気にならず、心身ともに健康というK.Tさんはうらやましいかぎりですが、体重の割にはウエストと脚が太いのが悩みのタネ。とくに、パンツをはいたときにムッチリ太って見えるのが気になります。

　それで、まずはウエストのくびれをつくるマッサージからスタート。体重ダウンが目標ではないので、キープのためのマッサージ(44ページ)を行ってから、ウエストのマッサージをするようにしました。そうしたら、初日からさっそく1cmのダウン。

　1週間後には3cmもダウンしているので、脚のマッサージに進む予定です。

　毎日、サイズを測るのが楽しみだそうです。

Detox Diet

デトックス ダイエットの記録

Detox Diet Diary

デトックスダイエットを始める前に、
目標の体重や体脂肪率を決め、
日々の変化の記録をとりながら行うと、
ダイエット効果もアップします。
毎日の食事や運動、仕事など、
ちょっとした出来事をメモして、
体の変化の記録にしましょう

月　　日(　)〜　　月　　日(　)　　**Detox Diary**

01 か月目　　02 か月目　　03 か月目

01 日目

月　日(　)	月　日(　)	月　日(　)
memo	memo	memo
朝	朝	朝
昼	昼	昼
夜	夜	夜
体脂肪率　％　体重　kg	体脂肪率　％　体重　kg	体脂肪率　％　体重　kg

02 日目

月　日(　)	月　日(　)	月　日(　)
memo	memo	memo
朝	朝	朝
昼	昼	昼
夜	夜	夜
体脂肪率　％　体重　kg	体脂肪率　％　体重　kg	体脂肪率　％　体重　kg

03 日目

月　日(　)	月　日(　)	月　日(　)
memo	memo	memo
朝	朝	朝
昼	昼	昼
夜	夜	夜
体脂肪率　％　体重　kg	体脂肪率　％　体重　kg	体脂肪率　％　体重　kg

04 日目

月　日(　)	月　日(　)	月　日(　)
memo	memo	memo
朝	朝	朝
昼	昼	昼
夜	夜	夜
体脂肪率　％　体重　kg	体脂肪率　％　体重　kg	体脂肪率　％　体重　kg

ワンポイント その日に行ったマッサージと体の変化を記録します。あとになって効果に気づくことも

	01 か月目	**02** か月目	**03** か月目
05 日目	月　日（　） memo 朝 昼 夜 体脂肪率　％　体重　kg	月　日（　） memo 朝 昼 夜 体脂肪率　％　体重　kg	月　日（　） memo 朝 昼 夜 体脂肪率　％　体重　kg
06 日目	月　日（　） memo 朝 昼 夜 体脂肪率　％　体重　kg	月　日（　） memo 朝 昼 夜 体脂肪率　％　体重　kg	月　日（　） memo 朝 昼 夜 体脂肪率　％　体重　kg
07 日目	月　日（　） memo 朝 昼 夜 体脂肪率　％　体重　kg	月　日（　） memo 朝 昼 夜 体脂肪率　％　体重　kg	月　日（　） memo 朝 昼 夜 体脂肪率　％　体重　kg
08 日目	月　日（　） memo 朝 昼 夜 体脂肪率　％　体重　kg	月　日（　） memo 朝 昼 夜 体脂肪率　％　体重　kg	月　日（　） memo 朝 昼 夜 体脂肪率　％　体重　kg

ワンポイント 外食、間食のしすぎといった食事の記録をつけておくと、体重の変動との関係がよくわかります

　　　　月　　　日(　)〜　　月　　　日(　)　　**Detox Diary**

01 か月目　　02 か月目　　03 か月目

09 日目

	01か月目	02か月目	03か月目
日付	月　日(　)	月　日(　)	月　日(　)
memo			
朝			
昼			
夜			
体脂肪率 % 体重 kg			

10 日目

	01か月目	02か月目	03か月目
日付	月　日(　)	月　日(　)	月　日(　)
memo			
朝			
昼			
夜			
体脂肪率 % 体重 kg			

11 日目

	01か月目	02か月目	03か月目
日付	月　日(　)	月　日(　)	月　日(　)
memo			
朝			
昼			
夜			
体脂肪率 % 体重 kg			

12 日目

	01か月目	02か月目	03か月目
日付	月　日(　)	月　日(　)	月　日(　)
memo			
朝			
昼			
夜			
体脂肪率 % 体重 kg			

ワンポイント 残業、休日出勤、トラブル、人間関係など、仕事上の出来事も体の変化に影響します

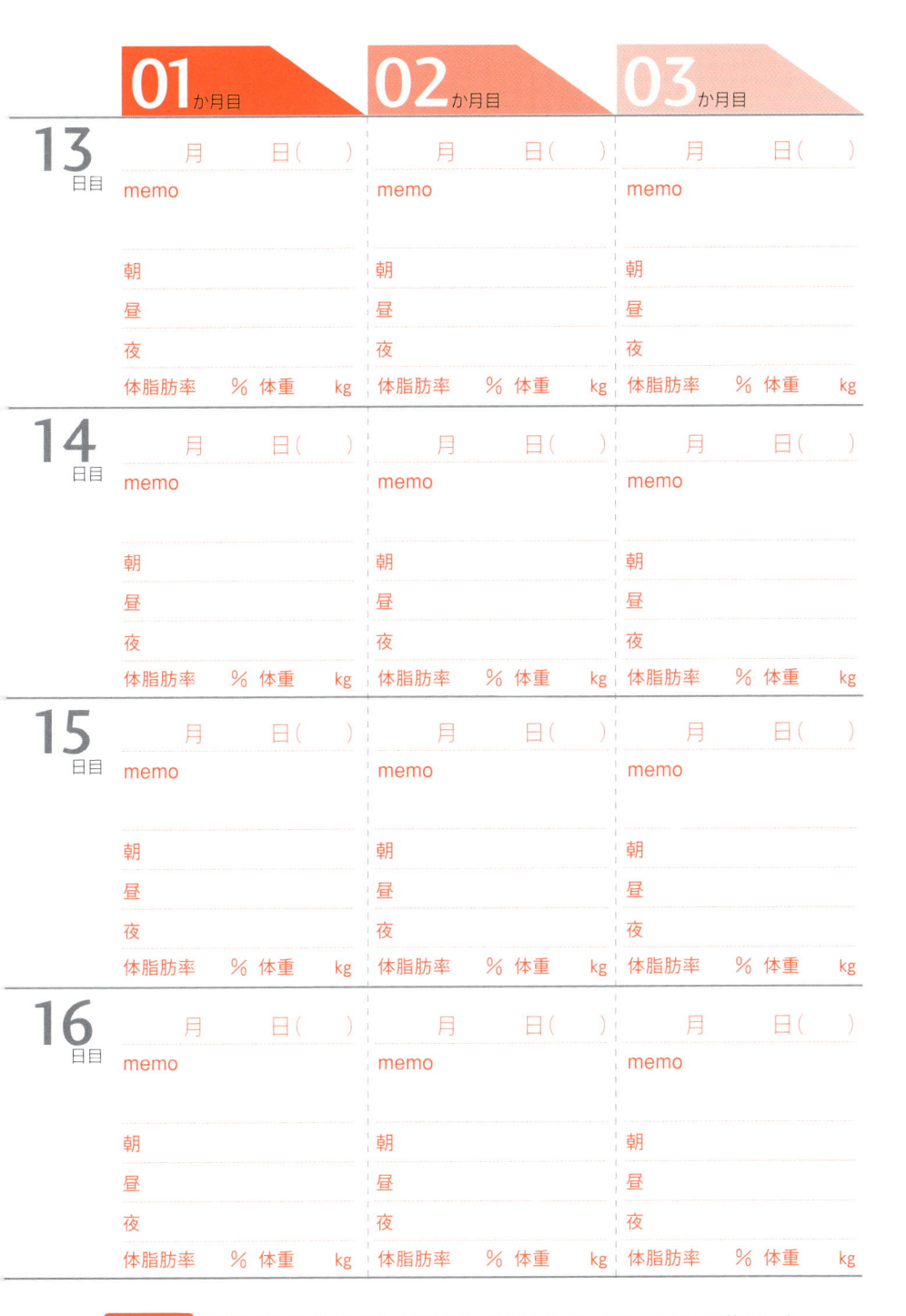

	01 か月目	**02** か月目	**03** か月目
13 日目	月　　日(　) memo 朝 昼 夜 体脂肪率　　％　体重　　kg	月　　日(　) memo 朝 昼 夜 体脂肪率　　％　体重　　kg	月　　日(　) memo 朝 昼 夜 体脂肪率　　％　体重　　kg
14 日目	月　　日(　) memo 朝 昼 夜 体脂肪率　　％　体重　　kg	月　　日(　) memo 朝 昼 夜 体脂肪率　　％　体重　　kg	月　　日(　) memo 朝 昼 夜 体脂肪率　　％　体重　　kg
15 日目	月　　日(　) memo 朝 昼 夜 体脂肪率　　％　体重　　kg	月　　日(　) memo 朝 昼 夜 体脂肪率　　％　体重　　kg	月　　日(　) memo 朝 昼 夜 体脂肪率　　％　体重　　kg
16 日目	月　　日(　) memo 朝 昼 夜 体脂肪率　　％　体重　　kg	月　　日(　) memo 朝 昼 夜 体脂肪率　　％　体重　　kg	月　　日(　) memo 朝 昼 夜 体脂肪率　　％　体重　　kg

ワンポイント　2週間が終わり、体の変化はいかがですか？ よく変化したときは、そのライフスタイルを続けましょう

月　　日(　)～　　月　　日(　)　　Detox Diary

01 か月目	02 か月目	03 か月目	
月　　日(　)	月　　日(　)	月　　日(　)	**17** 日目
memo	memo	memo	
朝	朝	朝	
昼	昼	昼	
夜	夜	夜	
体脂肪率　％　体重　kg	体脂肪率　％　体重　kg	体脂肪率　％　体重　kg	
月　　日(　)	月　　日(　)	月　　日(　)	**18** 日目
memo	memo	memo	
朝	朝	朝	
昼	昼	昼	
夜	夜	夜	
体脂肪率　％　体重　kg	体脂肪率　％　体重　kg	体脂肪率　％　体重　kg	
月　　日(　)	月　　日(　)	月　　日(　)	**19** 日目
memo	memo	memo	
朝	朝	朝	
昼	昼	昼	
夜	夜	夜	
体脂肪率　％　体重　kg	体脂肪率　％　体重　kg	体脂肪率　％　体重　kg	
月　　日(　)	月　　日(　)	月　　日(　)	**20** 日目
memo	memo	memo	
朝	朝	朝	
昼	昼	昼	
夜	夜	夜	
体脂肪率　％　体重　kg	体脂肪率　％　体重　kg	体脂肪率　％　体重　kg	

ワンポイント 運動の記録をつけるのもGOOD。スポーツ、ストレッチなどのほか、階段の上り下りも立派な運動です

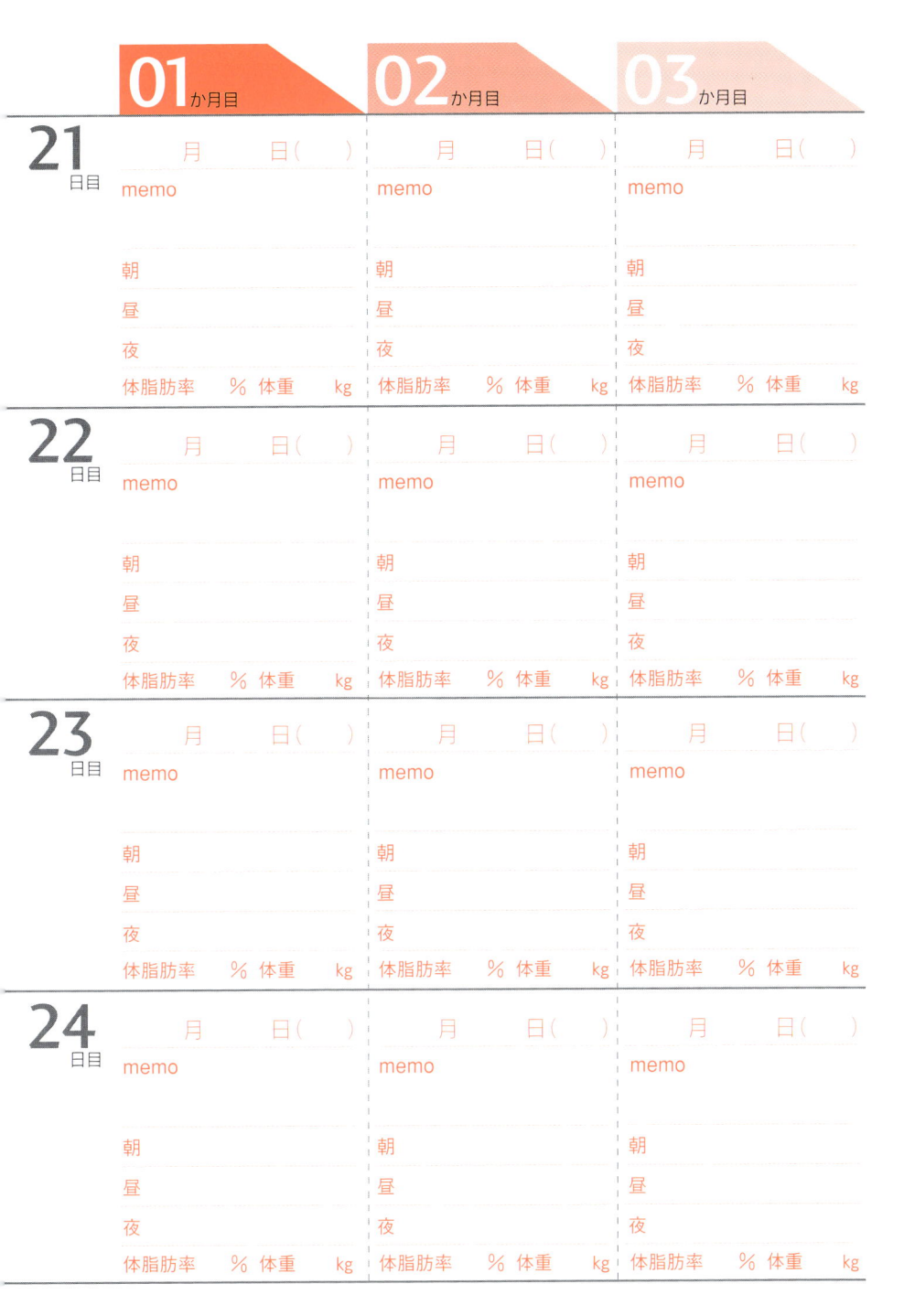

	01 か月目	**02** か月目	**03** か月目
21日目	月　　日（　） memo 朝 昼 夜 体脂肪率　％　体重　kg	月　　日（　） memo 朝 昼 夜 体脂肪率　％　体重　kg	月　　日（　） memo 朝 昼 夜 体脂肪率　％　体重　kg
22日目	月　　日（　） memo 朝 昼 夜 体脂肪率　％　体重　kg	月　　日（　） memo 朝 昼 夜 体脂肪率　％　体重　kg	月　　日（　） memo 朝 昼 夜 体脂肪率　％　体重　kg
23日目	月　　日（　） memo 朝 昼 夜 体脂肪率　％　体重　kg	月　　日（　） memo 朝 昼 夜 体脂肪率　％　体重　kg	月　　日（　） memo 朝 昼 夜 体脂肪率　％　体重　kg
24日目	月　　日（　） memo 朝 昼 夜 体脂肪率　％　体重　kg	月　　日（　） memo 朝 昼 夜 体脂肪率　％　体重　kg	月　　日（　） memo 朝 昼 夜 体脂肪率　％　体重　kg

ワンポイント 睡眠時間は十分とれていますか？ 寝つきがよい、ぐっすり眠れるといった睡眠の質も大事です

月　　日(　)～　　月　　日(　)　　**Detox Diary**

01 か月目　02 か月目　03 か月目

25日目
　　月　　日(　)

memo

朝
昼
夜
体脂肪率　％　体重　kg

　　月　　日(　)

memo

朝
昼
夜
体脂肪率　％　体重　kg

　　月　　日(　)

memo

朝
昼
夜
体脂肪率　％　体重　kg

26日目
　　月　　日(　)

memo

朝
昼
夜
体脂肪率　％　体重　kg

　　月　　日(　)

memo

朝
昼
夜
体脂肪率　％　体重　kg

　　月　　日(　)

memo

朝
昼
夜
体脂肪率　％　体重　kg

27日目
　　月　　日(　)

memo

朝
昼
夜
体脂肪率　％　体重　kg

　　月　　日(　)

memo

朝
昼
夜
体脂肪率　％　体重　kg

　　月　　日(　)

memo

朝
昼
夜
体脂肪率　％　体重　kg

28日目
　　月　　日(　)

memo

朝
昼
夜
体脂肪率　％　体重　kg

　　月　　日(　)

memo

朝
昼
夜
体脂肪率　％　体重　kg

　　月　　日(　)

memo

朝
昼
夜
体脂肪率　％　体重　kg

ワンポイント　人間関係は心身に大きな影響を与えます。よかったこと、悲しかったことなど、心の動きも書き留めて

01 か月目	**02** か月目	**03** か月目

29 日目

月　　日（　）	月　　日（　）	月　　日（　）
memo	memo	memo
朝	朝	朝
昼	昼	昼
夜	夜	夜
体脂肪率　％　体重　kg	体脂肪率　％　体重　kg	体脂肪率　％　体重　kg

30 日目

月　　日（　）	月　　日（　）	月　　日（　）
memo	memo	memo
朝	朝	朝
昼	昼	昼
夜	夜	夜
体脂肪率　％　体重　kg	体脂肪率　％　体重　kg	体脂肪率　％　体重　kg

31 日目

月　　日（　）	月　　日（　）	月　　日（　）
memo	memo	memo
朝	朝	朝
昼	昼	昼
夜	夜	夜
体脂肪率　％　体重　kg	体脂肪率　％　体重　kg	体脂肪率　％　体重　kg

memo

ワンポイント　いよいよ1か月が終了です。よい習慣は継続し、悪かったことは改善して、2か月目をスタート！

Detox Plan

あなたの目標

目標の体脂肪率　◀　現在の体脂肪率
　　　　％　　　　　　　　　　％

目標の体重　◀　現在の体重
　　　　kg　　　　　　　　　　kg

現在もっとも気になる部分はどこですか？

___

どういう自分になりたいですか？

___

3か月後	ダイエット前
photo ◀	photo

ウエイトグラフ

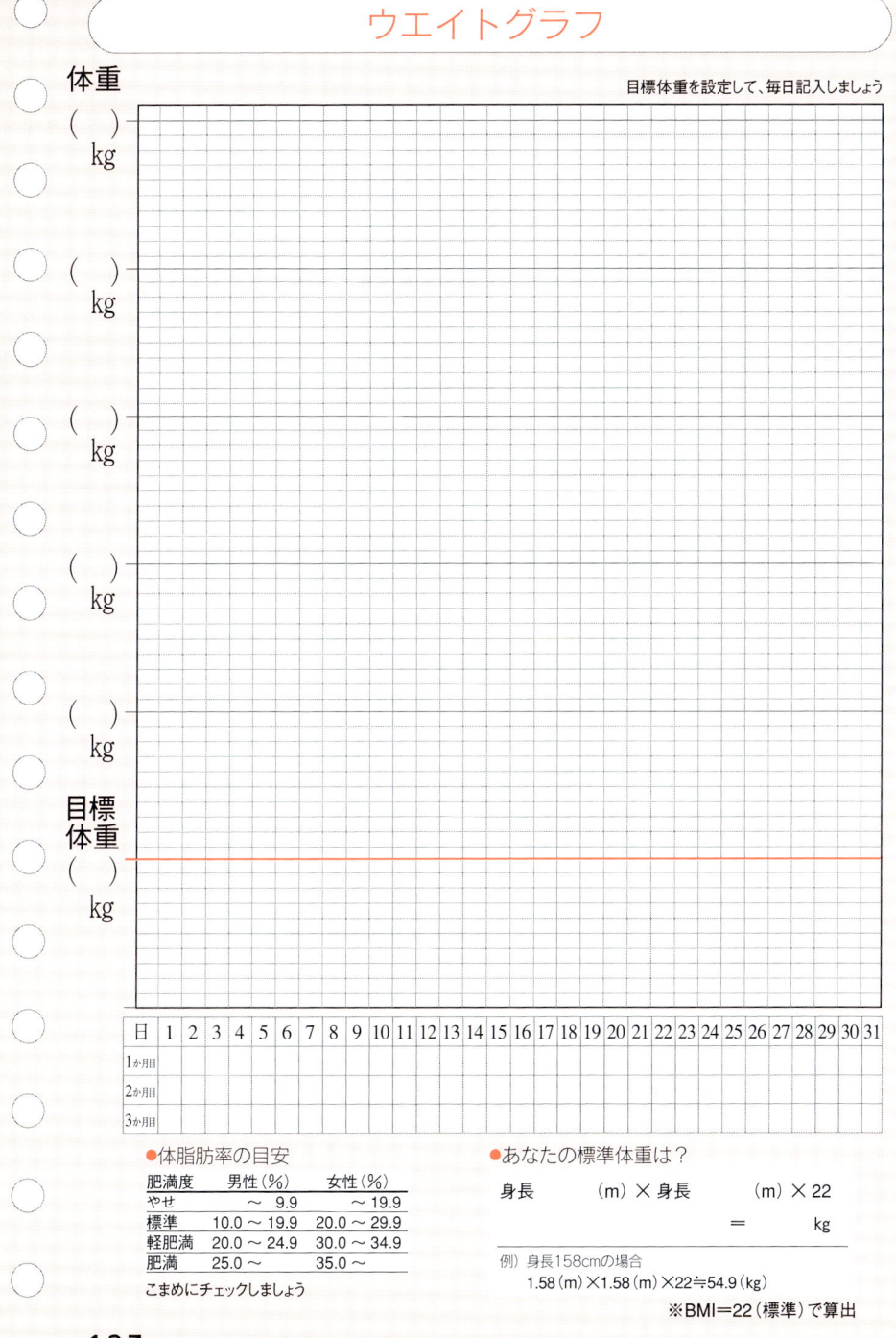

体重

目標体重を設定して、毎日記入しましょう

( ) kg

( ) kg

( ) kg

( ) kg

( ) kg

目標体重
( ) kg

日	1	2	3	4	5	6	7	8	9	10	11	12	13	14	15	16	17	18	19	20	21	22	23	24	25	26	27	28	29	30	31
1か月目																																
2か月目																																
3か月目																																

● 体脂肪率の目安

肥満度	男性(%)	女性(%)
やせ	〜 9.9	〜 19.9
標準	10.0 〜 19.9	20.0 〜 29.9
軽肥満	20.0 〜 24.9	30.0 〜 34.9
肥満	25.0 〜	35.0 〜

こまめにチェックしましょう

● あなたの標準体重は?

身長 　(m)× 身長 　(m)× 22
　　　　　　　　= 　　　kg

例) 身長158cmの場合
1.58(m)×1.58(m)×22≒54.9(kg)

※BMI＝22(標準)で算出

デトックスダイエット Detox Diet Q&A

Q1　水分をたくさんとったほうがいい？

A1　むくみやすいからといって、水分をひかえている人がいますが、体内の水分代謝をよくするためには、新鮮な水をたっぷりと補給することが大事。1日に1.5～2ℓの水(コーヒーやお茶ではない純粋な水)をとりましょう。マッサージのあとも水を十分にとります。

Q2　食事制限をしたほうがいい？

A2　食べすぎに注意すれば、食事制限は必要ありません。それよりバランスよく食べることが大事。東洋医学では、食物を酸、苦、甘、辛、鹹(しおからい)の5つの味に分ける考え方があります。味のバランスを整え、なるべく季節の食材を食べるようにしましょう。

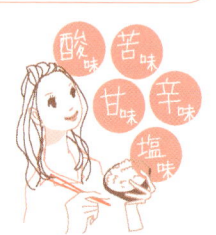

Q3　運動も一緒にすると効果が上がる？

A3　もちろん効果はあります。動きながら行うマッサージ(リンパマッサージビクス)もあります。朝起きたときにストレッチをしたり、日中はなるべく歩いたり、階段を使ったりと、日常生活でこまめに動くように心がければ、それだけでも運動の効果が十分上がります。

Q4　マッサージはいつ行うとよい？

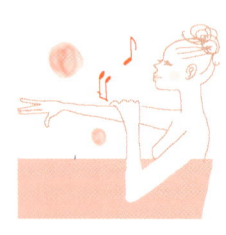

A4　体が温まってリラックスしているときが最適です。入浴時に行うのがおすすめ。また、入浴後に行ってもいいでしょう。ただし、マッサージを習慣づけることが大切です。リラックスできる時間帯に行えば問題ありません。

Q5 オイルを使ったほうがいい？

A5 オイルを使うと手のすべりがよくなり、スキンケア効果も期待できます。100％純正な質の高いオイルを使用しましょう。オリーブオイル、ホホバオイル、スクワランオイルなど、自分の肌に合ったものを使います。詳しくは専門店で相談してください。

Q6 精油を併用して行ってもいい？

A6 マッサージはリラックスした状態で行うほうが効果的。好みの香りや効能で、自分に合った精油を選びましょう。アロマを焚いたり、入浴時にバスタブにたらしたりしてもよいでしょう。マッサージに使用する場合は、専門家へあらかじめ相談してください。

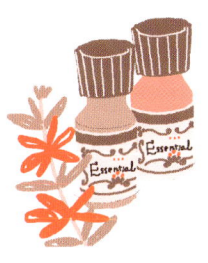

Q7 順番どおりに行わないとダメ？

A7 本書では、おすすめのプログラム（21〜23ページ）を紹介していますが、プログラムどおりに行わなければ効果がないということはありません。それぞれのマッサージの処方に意味があるので、どのマッサージから始めてもかまいません。

Q8 毎日続けなければダメ？

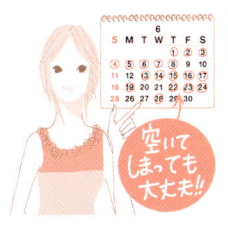

A8 1週間、毎日行えないという人もいるでしょう。その場合、中断したからやめてしまうのではなく、そこからまた続けます。とにかく、続けていくことが大切。長期間空いてしまった場合はもう一度チェックして、体の状態に合ったプログラムから始めましょう。

空いてしまっても大丈夫!!

「経絡リンパマッサージ」は心と体をリセットし、心身を本来のニュートラルな状態に戻してくれます。健康な体になること、それが本当のダイエットの意味なのです。
そして、無駄をなくしていくことで体の内側からきれいに輝けるのです。
人は変わろうと思った瞬間から、本当に変わっていきます。
本書があなたにとって、今よりもっと、すてきに変わるきっかけとなり、ピュアな美しさを取り戻せることを心から願っています。

渡辺佳子

Epilogue

著者紹介

渡辺佳子（わたなべ　けいこ）

経絡リンパマッサージ協会会長。銀座ナチュラルタイム総院長。経絡リンパマッサージの第一人者。鍼・灸・按摩・マッサージ・指圧の資格とそのプロを養成する教員資格を持つ。テレビ、雑誌で多くの監修を手がけるほか、各地でセミナーやスクールを開催するなど、幅広く活躍中。赤ちゃんやママ、女性のための活動や治療、教育にも力を注いでいる。

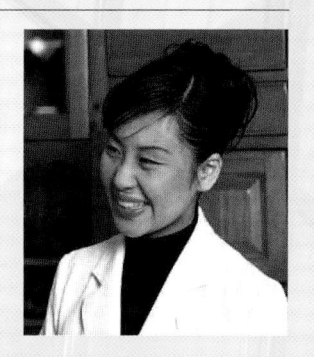

著書

『きれいなカラダに変わる「リンパマッサージ」ダイエット』(青春出版社)
『才能を育てるキッズ＆ベビーマッサージ』(小学館)
『スリムになる！リンパマッサージ』(PHP研究所)
『体の内(なか)からキレイになる経絡リンパマッサージ』(主婦の友社)
『"カラダの流れ"をよくしてきれいになる！』(青春出版社)
『1分間リンパマッサージダイエット』(アスコム)
『ブライダル・リンパマッサージ-ステキな彼と幸せになれる！』(PHP研究所)
『ビューティー＆ダイエット　ツボバイブル』(主婦の友社)
『セレブなボディをつくる　体内リンパダイエット』(青春出版社)
『顔が変われば人生が変わる　愛される顔になるための７つのテクニック』(イースト・プレス)
『DVDでリンパマッサージビクス』(宝島社)
『経絡リンパマッサージ　ハンドブック』(ファミリーマート)
『DVDブック「キレイになる！リンパマッサージ」』(ＰＨＰ研究所)
『DVD版1分間リンパマッサージダイエット』(アスコム)
『免疫リンパダイエット』(青春出版社)
『免疫リンパマッサージダイエット』(アスコム)
『リンパマッサージ7秒ダイエット』(青春出版社)
『心と体をリセットする経絡リンパマッサージハンドブック』(主婦の友社)
『「経絡リンパマッサージ」からだリセットBOOK』(弊社刊)
など多数。その他海外書籍もある。

治療院紹介

銀座ナチュラルタイム

〒104-0061　東京都中央区銀座3-7-16 銀座NSビル7F
TEL 03-5250-1300(代表)
http://www.naturaltime.co.jp/

本文デザイン	ダグハウス（春日井智子、松沢浩治）
本文イラスト	もと潤子
写真撮影	佐藤雅人、高橋慎一、Keiko
ヘアメイク	稲若久美子（ビーグリー）
モデル	北原左知子（オスカープロモーション）
編集協力	佐藤雅美、ダグハウス（楠田真紀子）
協力	銀座ナチュラルタイム、ナディカル
指導	牧野寿枝、小池直美

「経絡リンパマッサージ」デトックスダイエット

著　者　渡辺佳子
発行者　高橋秀雄
発行所　**高橋書店**

〒112-0013
東京都文京区音羽1-26-1
電話　03-3943-4525（販売）／03-3943-4529（編集）
FAX　03-3943-6591（販売）／03-3943-5790（編集）
振替　00110-0-350650

ISBN978-4-471-03215-9
ⓒWATANABE Keiko　　Printed in Japan

本書の内容を許可なく転載することを禁じます。
本書付属DVDの内容は、弊社の承諾を得ずに複製、転載、放送、上映すること
は法律で禁止されています。
また無断での改変や、第三者への譲渡、販売（パソコンなどによるネットワー
ク通信での提供も含む）、貸与および再使用許諾も禁じます。
定価は本書のカバーに表示してあります。本書および付属DVDに乱丁・落丁、
物理的欠陥があった場合は、不良箇所を確認後お取り替えいたします。必ず本
書とDVDディスクをあわせて弊社へご返送ください。